DES

IMPULSIONS PURES

ET DES IMPULSIONS ASSOCIÉES

AU POINT DE VUE DE LA RESPONSABILITÉ MORALE

(CONTRIBUTION A L'ÉTUDE)

PAR

Mlle Ouliana DMITRIEFF
DOCTEUR EN MÉDECINE

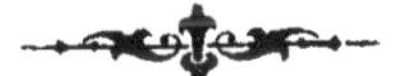

MONTPELLIER
IMPRIMERIE GUSTAVE FIRMIN ET MONTANE
Rue Ferdinand-Fabre et quai du Verdanson

1901

A LA MÉMOIRE DE MON PÈRE

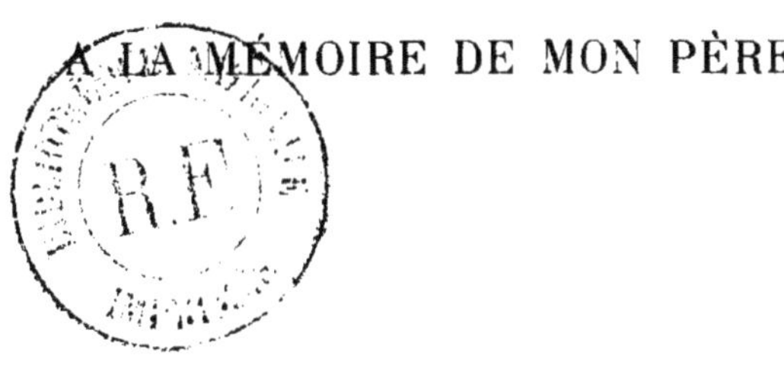

A LA MÉMOIRE DE MA MÈRE

OULIANA DMITRIEFF.

A MES AUTEURS FAVORIS, *dont les pensées et les idéals nous indiquent la voie vers la science, la vérité, la justice, nous inspirent l'amour de l'humanité, l'estime pour l'être humain, et nous rendent plus forts et plus résistants dans la lutte contre les écueils de la vie et dans notre lutte intérieure.*

A MES AMIES

OULIANA DMITRIEFF

Au moment où nous allons quitter la France, pour toujours peut-être, nous voulons lui rendre grâce de son hospitalité, qui nous a donné la possibilité d'apprendre la médecine ; nous voulons lui souhaiter le succès dans son développement historique.

Nous exprimons notre reconnaissance à tous les Maîtres de la Faculté de médecine de Montpellier et particulièrement à M. le professeur Mairet, pour ses conseils bienveillants et l'honneur qu'il nous fait en acceptant la présidence de notre thèse. Nous regrettons beaucoup que le temps, trop restreint, ne nous permette pas de livrer à son appréciation un travail plus complet.

Que M. le professeur Grasset veuille accepter notre affection et notre profonde reconnaissance. Son esprit créateur et philosophique, ses leçons remplies de science, son estime et ses attentions pour chacun, quel qu'il soit misérable physiquement ou intellectuellement, inspirent à nous tous, ses élèves, les meilleurs sentiments auprès des malades.

INTRODUCTION

Le sujet de notre thèse nous a été donné par M. le professeur Mairet. Nous devons avouer qu'il n'a pas d'abord attiré notre attention, car nous manquions des notions précises sur cet état morbide du cerveau humain ; mais en étudiant cette question de plus près nous la trouvions toujours de plus en plus intéressante, faite pour solliciter au plus haut degré l'intérêt des psychologues et des cliniciens aliénistes. Il semble étrange de voir des individus, pendant toute leur vie ou seulement à certains moments de leur existence, en proie à des idées atroces ou bizarres qui les font souffrir, à des impulsions qui leur semblent terribles ou répugnantes et par lesquelles ils sont souvent vaincus.

En suivant le cours et la clinique de M. le professeur Mairet pendant cette année scolaire nous avons eu l'occasion d'observer trois malades ayant des impulsions. Une question nous a paru bien intéressante : c'est la question de la responsabilité morale des malades de ce genre-là. Nous n'ignorons pas que le sujet dépasse nos forces, mais l'intérêt profond qui nous entraîne, peut-être nous servira-t-il d'excuse. Après un aperçu rapide sur les généralités nous tâcherons d'indiquer les caractères des impulsions dans les principales formes morbides : paralysie générale, aliénation toxique, épilepsie, manie, imbécillité, etc... Cela nous aidera pour mieux caractériser le groupe des impulsions pures, qui nous intéressent tout particulièrement, parce que ce sont surtout ces malades aux impulsions pures qui sont responsables au point de vue moral. Nous espérons revenir plus tard à cette question, que nous ne faisons que toucher maintenant.

Dans les observations que M. le professeur Mairet a bien voulu nous communiquer, nous montrerons les formes typiques des impulsions pures et des impulsions associées. Nous nous arrêterons sur le terrain de la prédisposition héréditaire, qui joue un grand rôle dans le développement des impulsions. Ce sont les débiles, les dégénérés supérieurs qui rentrent dans le groupe des malades dont nous nous occupons. C'est surtout la résistance manifestée par des malades observés, la lutte morale qu'ils mènent, l'intensité de cette lutte, la part qui appartient dans celle-ci à nos forces morales et intellectuelles que nous tâcherons d'examiner soigneusement.

Nous voudrions bien montrer la différence qui existe entre les individus, dont quelques-uns ne mettent pas en activité toutes leurs forces, tous les moyens de résistance et cèdent aux poussées des impulsions pour obtenir un soulagement passager, pour éviter les souffrances de la lutte. Nous les considérerons comme responsables moralement en nous basant sur l'opinion de M. Bourdin, que l'impulsion est toujours précédée par une idée, sauf les cas des impulsions automatiques.

Pour mieux faire comprendre notre pensée, nous prendrons comme comparaison un homme normal en colère. Au moment où il n'est pas encore arrivé au paroxysme, quand l'influence des centres modérateurs et inhibitoires n'est pas encore annihilée, mais seulement affaiblie, il peut se retenir en faisant un effort de volonté. Connaissant son caractère irritable et les circonstances qui provoquent ou augmentent l'accès de la colère, on peut se mettre dans des conditions plus favorables et éviter les causes qui peuvent exister, si l'on n'a pas assez de force pour s'arrêter pendant l'accès. Et si quelqu'un ne le fait pas, nous nous croyons en droit de dire qu'il est coupable. Nous appliquons toujours les mêmes considérations aux malades présentant des impulsions, et c'est au point de vue de la responsabilité morale que nous allons les envisager ; nous laisserons de côté leur responsabilité pénale, qui soulève tant de discussions entre les philosophes, médecins et magistrats. (Théorie d'atavisme, théorie régressive, théorie classique, théorie anthropologique de Lombroso).

Bien entendu que les individus ayant des impulsions sont irresponsables ou du moins ont une responsabilité atténuée au point de vue médico-légal. Nous envisagerons les conditions qui favorisent ou entravent la manifestation des impulsions : éducation reçue, notion sur le devoir, toute sorte d'excès alcooliques ou vénériens, etc.

Nous passerons sous silence les causes de ce trouble mental, elles ne sont pas encore bien élucidées : on ne sait pas beaucoup pourquoi tel ou tel de nos centres cérébraux est surexcité et tel autre déprimé ; on sait encore moins sur l'apparition des idées étranges, des tendances aux actes immoraux.

D'où viennent-elles, sous quelles influences disparaissent-elles ou se transforment-elles ? Nous n'en savons rien.

Nous insisterons enfin sur le traitement prophylactique et sur la nécessité de l'hygiène morale, dont le rôle est très important chez les sujets débiles, issus d'une souche nerveuse ou psychopatique.

Nous présenterons quelques observations d'impulsions pures et d'impulsions associées.

En terminant notre introduction, nous exprimons notre reconnaissance à M. le professeur Mairet pour nous avoir donné l'idée de travailler à une question si vivement intéressante.

DES

IMPULSIONS PURES

ET DES IMPULSIONS ASSOCIÉES

AU POINT DE VUE DE LA RESPONSABILITÉ MORALE

(CONTRIBUTION A L'ÉTUDE)

HISTORIQUE

Pinel considéra les impulsions et les obsessions comme une lésion des facultés affectives et les caractérisa de l'expression « manie sans délire », sans nulle altération de l'entendement, de la perception, du jugement, de la mémoire, etc.

En 1818, Esquirol les décrit sous diverses formes de la monomanie, suivant les facultés atteintes ; ainsi il en distingue trois espèces : monomanie intellectuelle, monomanie affective, monomanie instinctive ; dans cette dernière catégorie il met les maniaques instinctifs dont la conscience, la raison et le sentiment repoussent les actes pour lesquels ils sont poussés, mais la volonté est impuissante à les empêcher d'agir. « Ces infortunés ont conscience de leur état, ils déplorent leur situation, ils avertissent de se garer de leur fureur ou de les mettre hors d'état de nuire ». Plus tard, en 1827, il est encore plus décisif en ce qui concerne cette forme instinctive de la monomanie : « Quelquefois, dit-il, les maniaques sont agités par une lutte intérieure entre l'impulsion au meurtre et les motifs qui les éloignent. La violence de cette lutte est composée en raison de la force de l'impulsion et du degré d'intelligence et de sensibilité. Chez quelques-uns, l'impulsion est plus énergique, et il s'établit une lutte intérieure qui trouble, agite le malade et le jette dans des angoisses affreuses. Chez un petit nombre, l'impulsion est si violente, si instantanée qu'il n'y a point de lutte et que l'action suit immédiatement ».

Les idées de Pinel et d'Esquirol ont été acceptées par les aliénistes en France et à l'étranger (Guislain). Elles ne sont pas restées dans le domaine des médecins, mais ont pénétré dans la magistrature et influencé les résolutions des médecins légistes, résolutions qui concernaient la responsabilité ou la non-responsabilité des inculpés. A cette époque-là on faisait des reproches aux médecins légistes de vouloir trouver partout des fous et d'excuser les criminels par les théories nouvelles.

Mais l'accord ne régnait pas longtemps parmi les aliénistes.

En 1819, Falret père, dans sa thèse inaugurale, montre « qu'une lésion de l'entendement coïncide dans tous les cas avec une perversion des facultés affectives », que d'un autre côté « toutes les facultés participent à des degrés divers au désordre de l'entendement ».

Henke (1822), Griesinger nient l'existence de la monomanie. Morel reprend l'opinion de Falret et la soutient avec un grand talent. Il exclut la monomanie de sa classification des maladies mentales, en trouvant que l'existence de la monomanie ne peut pas être compatible avec le progrès des sciences médico-psychologiques et médico-légales. « La théorie de la manie homicide, dit il, n'avait pas besoin de s'étayer sur le fait d'un instinct aveugle, sur quelque chose d'indéfinissable qui porte à tuer ». Il place les aliénés dits raisonnants dans la classe des fous héréditaires. Foville admet des monomanies dans sa classification, il fait remarquer « que toutes ces formes peuvent bien n'être qu'une seule et même maladie. »

Ce désacord et ces divergences dans les opinions sur la monomanie suscitèrent de nombreux travaux et furent l'objet de discussions ; dans ces discussions la question des obsessions impulsives fut étudiée de tous côtés.

Jules Falret (1875 et 1876, les discussions sur la folie avec conscience), et Morel furent les premiers qui tracèrent la voie véritablement scientifique. Falret dans sa division de la folie raisonnante en trois catégories distingue parmi les autres : l'hypocondrie morale avec conscience de son état à laquelle il rattache « des impulsions involontaires au suicide, à l'homicide, aux actes violents » ; les impulsions, dit-il, se produisent surtout chez eux au moment où ils les redoutent le plus ; l'aliénation mentale avec prédominance de la craite du contact des objets extérieurs (délire du toucher) ; manie instinctive, etc.

Morel décrit le délire émotif et fait de l'obsession un trouble émotif, une « névrose du système nerveux ganglionnaire » (1866). « Ce délire émotif, dit-il, se compose de faits d'impressionnabilité et de motricité avec prédominance de certaines idées fixes, de certains actes immoraux, mais sans qu'on puisse dans tous les cas arguer de la compromission forcée, absolue des facultés intellectuelles ». Morel ne parle pas encore de l'obsession pathologique.

Dagonnet range les obsessions dans la folie instinctive avec d'autres formes d'impulsions ; il les caractérise en termes bien précis (*Annales médico-psychol.* 1870).

En Allemagne, Vestphall définit l'obsession sous le nom d'idées obsédantes et en fait un trouble à la base idéative (Séance à la société Médico-psychologique de Berlin, 5 mars 1877).

Krafft-Ebing les décrit comme « les idées imposées ». Dans le même ordre d'idées nous citerons en France les articles de Régis et de Doyen. (Obsessions anxieuses ou émotives, par Régis ; les terreurs morbides et le délire émotif en général, par Doyen, 1885).

Falret donne une caractéristique très précise des obsessions au Congrès internationnal de médecine mentale de 1889 : « Tout le monde reconnaît aujourd'hui, dit-il, qu'il existe un grand nombre de cas d'aliénation mentale, surtout caractérisés par des idées, des émotions ou des impulsions qui s'imposent à l'esprit d'une manière pathologique ou irrésistible. Elles constituent la base de ce que Morel a décrit sous le nom de délire émotif, de ce que d'autres ont étudié sous le nom de folie avec conscience, de folie du doute, de délire du toucher ou de folie instinctive ou impulsive ». Ritti les considère aussi comme folie avec conscience. En 1893, Ladame fit sa communication au Congrès d'anthropologie criminelle de Bruxelles sur l'obsession du meurtre ; il divise les obsédés homicides en deux groupes : les obsédés qui n'obéissent pas à leurs impulsions et les obsédés qui commettent des homicides à la suite de leurs obsessions impulsives ou sont sur le point de les commettre. Enfin, dans ces derniers temps,

Magnan et ses élèves font des obsessions et des impulsions « les syndromes épisodiques d'un même état de défectuosité cérébrale ». Dans les « Dégénérés » Magnan et Legrain regardent les obsessions et les impulsions comme des symptômes épisodiques d'une diathèse mentale de nutrition ralentie (Bouchard).

D'après cet aperçu historique nous pouvons conclure que de tout temps on connaissait des folies avec conservation de la conscience, c'est-à-dire nos impulsions pures. Ce n'est que le nom qui a changé.

ÉTIOLOGIE

On peut voir, d'après les observations rapportées, que le terrain est tout chez les malades ayant des impulsions. Ce sont des débiles, des déséquilibrés, dont le caractère constant et important est l'instabilité de leur être psychique. Les causes déterminantes nous échappent complètement, tandis que les causes prédisposantes sont bien évidentes : en premier lieu — c'est l'hérédité nerveuse ou psychique. Souvent, dans les observations, nous voyons les ascendants présenter une certaine originalité, une irritabilité très grande du caractère, des idées de tristesse ou même de véritables folies. L'alcoolisme des parents vient ensuite comme une autre cause, capable de créer, chez les descendants, une prédisposition aux impulsions. En ce qui concerne les malades eux-mêmes, ils présentent, dès leur enfance, une émotivité très grande ; ils sont facilement excitables, de même facilement ils tombent dans une dépression. « Leur être moral vibre pour rien ». Leur caractère est inégal ; ils s'emportent facilement, présentent souvent une tendance au vol, à l'onanisme. Leur intelligence n'est pas touchée, mais ils présentent une inégalité quelquefois considérable dans le développement de leurs facultés.

La dégénérescence psychique s'accompagne, souvent,

de quelques stigmates du côté physique, dentition mauvaise, asymétrie faciale, déformation du crâne, etc. Les maladies à longue durée, comme la fièvre typhoïde, par exemple, toutes sortes d'excès, alcooliques, vénériens, puberté, ménopause, chagrins de la vie, épuisant l'organisme déjà affaibli par l'hérédité, favorisent l'apparition des impulsions. L'impressionnabilité de nos malades fait que le milieu dans lequel ils vivent, la conduite des personnes de l'entourage, la profession, ont une influence considérable sur l'apparition et la direction de leurs impulsions. Mais la cause déterminante reste inconnue. « Le syndrome dégénératif peut se produire sans aucune sollicitation spéciale, parce que l'obsession et l'impulsion morbides sont de véritables stigmates psychiques de la dégénérescence » (1). En un mot, nos malades appartiennent au grand groupe des dégénérés supérieurs. Leurs centres psychiques secondaires sont surexcités, les centres inhibitoires déprimés, d'où résulte un état mal équilibré, qui devient le point de départ des impulsions. S'il vient s'y adjoindre un affaiblissement de la volonté, les impulsions n'auront plus de frein, les idées se transformeront en actions.

(1) Magnan. — Recherches sur les centres nerveux.

GÉNÉRALITÉS SUR LES IMPULSIONS

« L'impulsion est un mode d'activité cérébrale qui pousse à des actes que la volonté est parfois impuissante à empêcher » (1). Nous passerons rapidement sur les impulsions qui accompagnent les troubles psychiques se produisant dans certains états physiologiques.

La puberté, la menstruation, la grossesse, l'accouchement, la ménopause, peuvent provoquer chez les héréditaires nerveux des troubles mentaux divers, manie, lypémanie, impulsions au vol, à l'incendie, au meurtre. La sénilité, en affaiblissant les centres nerveux, peut provoquer l'apparition des impulsions diverses ; ce sont le plus souvent des « tentatives ridicules et irréfléchies de suicide ; ce sont surtout des actes libidineux, des exhibitions obscènes, faites en public, des tentatives de viol, des actes contre nature, résultant du défaut de la conscience et de la perte absolue du sentiment de la pudeur » (2).

Les maladies aiguës ou diathésiques peuvent aussi provoquer des troubles psychiques, s'accompagnant d'impulsion.

---

(1) Magnan. — Recherches sur les centres nerveux.

(2) Regis. — Manuel pratique de médecine mentale.

Les impulsions peuvent apparaître :

1° Chez les aliénés (lypémaniaques, maniaques, persécutés, paralytiques);

2° Chez les névrosiques (épileptiques, hystériques) ;

3° Chez les dégénérés { a) inférieurs idiots, imbéciles. b) supérieurs déséquilibrés.

Chez les malades de la première catégorie, les impulsions sont la conséquence du délire, des hallucinations, des illusions, du faux jugement et dès que l'excitation cérébrale survient, les malades sont incapables de diriger leurs idées, de les dominer.

Les lypémaniaques, que le désir de se débarrasser de leurs souffrances morales pousse constamment au suicide, les maniaques avec leur caractère mobile, l'incohérence de leurs actes, le changement incessant des sentiments, les ambitieux — tous ces malades n'ont pas assez de force pour lutter contre leur imagination malade, contre leur jugement faux. Les malades avec le délire chronique systématisé sont souvent entraînés vers les actes violents qui reposent aussi sur des hallucinations. Les impulsions des épileptiques présentent le type de ce qu'on appelle les impulsions automatiques, caractérisées par la brusquerie de l'action et par la perte de la conscience. Pendant ces accès, les épileptiques peuvent accomplir des actes atroces, épouvantables et n'ont aucun souvenir de ce qui s'est passé.

Chez les hystériques, les impulsions n'ont pas le caractère d'irrésistibilité, et, en y portant leur bonne volonté, les malades peuvent dominer leurs impulsions ; il semble cependant qu'ils peuvent avoir aussi des impulsions inconscientes.

Les paralytiques ont une tendance au vol des objets

tout à fait insignifiants, sans aucune valeur, dont ils n'ont aucun besoin ; ils font ces bêtises sans se rendre compte des conséquences possibles ; ils ne réfléchissent pas, ils obéissent à leurs impulsions.

Les dégénérés inférieurs, idiots, imbéciles, n'ont aucune notion sur le Bien ni sur le Mal; ils font tout ce qui leur fait plaisir sans avoir le moindre remords ; la conscience leur manque, et comme leurs impulsions les poussent aux actes qui leur font plaisir, ils obéissent à ces impulsions.

Les impulsions des dégénérés supérieurs, déséquilibrés, se distinguent complètement des précédentes, et nous allons nous arrêter un peu plus longuement sur le caractère de ces impulsions.

Nous devons dire encore un mot sur les impulsions qu'on rencontre chez les alcooliques ; mais ce sont toujours les hallucinations qui les provoquent et, par conséquent, elles ne rentrent pas dans le sujet de notre travail.

Les impulsions des dégénérés supérieurs se traduisent par des tendances irrésistibles aux actes divers, le plus souvent terribles, bizarres ou obscènes, actes dont le but et les motifs ne peuvent pas être expliqués par les malades et qui les répugnent ou les effraient eux-mêmes. En apparence, ces malheureux ne présentent aucun trouble de l'esprit, conservent leurs facultés mentales, la mémoire, le jugement, la conscience parfaite de leurs idées et des actes commis. Ils ont conservé les forces qui les aident à lutter contre leurs impulsions : 1° conscience morale; 2° sentiments tendres; 3° intelligence; 4° peur de la punition (d'après la classification de M. le professeur Mairet).

Ils luttent contre leurs impulsions en mettant en activité

toutes leurs forces ; mais, malheureusement, le plus souvent, ce sont les impulsions qui l'emportent.

Parfois, les souffrances morales deviennent insupportables, et les malheureux, fatigués par cette lutte intérieure incessante, finissent par des tentatives de suicide.

Quand on leur demande pourquoi ils ont fait telle ou telle chose, la réponse est toujours la même : « Je ne sais pas » ; « je ne comprends pas » ; « quelque chose me pousse, je n'ai pas la force de résister ».

Les impulsions s'accompagnent d'ordinaire de troubles physiques : constriction à la région épigastrique, douleur précordiale, sueurs abondantes, tremblements, palpitations, bouffées de chaleur dans la tête, resserrement des tempes, etc. Outre cela, le malade éprouve une angoisse extrême qui le fait souffrir énormément.

Dans leur excellent ouvrage sur les dégénérés, Magnan et Legrain déterminent les caractères généraux des impulsions pures de la façon suivante : « Conscience lucide, conservée même au sein de l'angoisse la plus cruelle ; elle ne s'obscurcit guère qu'au cours des paroxysmes les plus violents ; lutte énergique dans le but de s'en affranchir (de l'obsession et de l'impulsion) ; retour incessant de l'obsession et de l'impulsion auxquelles les sujets n'opposent qu'une résistance inutile (irrésistibilité) ; torture morale complémentaire de l'idée d'impuissance et retentissement physique de l'état réactionnel ; soulagement consécutif à la satisfaction donnée aux centres surexcités. »

Les variétés des impulsions sont innombrables, leur diversité et leur bizarrerie sont pareilles à celles des penchants et des pensées de l'homme.

Nous allons énumérer brièvement les formes les plus fréquentes des impulsions : impulsion à l'homicide ou au suicide ; kleptomanie — impulsion au vol ; dipsomanie — impulsion à boire, survenant périodiquement; perversions et aberrations sexuelles — exhibition ; onomatomanie — crainte de prononcer certains mots, ordinairement, une injure quelconque ou un mot obscène, et un désir irrésistible de les prononcer ; pyromanie — impulsion à mettre le feu. Dans ces derniers temps, toutes ces variétés sont déjà bien connues, grâce aux travaux parus en France et à l'étranger. Nous citerons : Charcot et Magnan (onomatomanie, *Archives de neurologie*), Gilles de Tourette (de l'incoordination motrice, etc., *Archives de neurologie*), Kraft-Ebing, Legrand du Saulle, Grasset et Rauzier, Ritti, etc.

Les impulsions dont nous avons parlé constituent le groupe des *impulsions pures ;* l'autre groupe est constitué par des *impulsions associées.* On dit que l'individu présente des impulsions associées si, à côté des impulsions conscientes, lucides, avec l'angoisse et la lutte précédente et avec le soulagement consécutif on rencontre chez le même sujet des impulsions inconscientes sans aucune possibilité de résister, sans aucun souvenir de l'acte commis. Ces malades se rendent parfaitement compte de ce qui se passe lors de leurs impulsions conscientes et peuvent se retenir jusqu'à certaine limite. Mais dans leurs moments inconscients, ils sont absolument incapables de résister et cèdent immédiatement à leurs impulsions.

Les impulsions pures peuvent être subdivisées en *impulsions avec lutte* — ce sont des impulsions conscientes, celles dont nous avons déjà parlé , et en *impulsions automatiques* ; ces dernières sont tout-à-fait inconscientes, sans aucune idée préalable, sans angoisse, sans remords ou soulagement consécutif. « Nous concevons donc cette forme nouvelle d'impulsion, dit Bourdin (1), de la façon suivante : une idée-germe, sous forme d'image confuse, de conception flottante et indécise pénètre dans le cerveau; immédiatement sur un terrain prédisposé, elle va grandir, non pas dans le domaine du conscient, de façon à devenir pensée, mais dans le champ de l'inconscient, et à un moment donné soudainement, puisque le sujet n'a pas eu conscience de ce qui ce passe en lui, éclate l'impulsion suivie d'acte ». Dans ces impulsions, l'idée et l'acte sont inséparables et les malades n'ont pas le temps de lutter, l'action suit immédiatement l'impulsion. Evidemment ces malades sont absolument irresponsables au double point de vue pénal et moral.

(1) Annales médico-psychologiques 1896, 3. De l'impulsion.

RÉSISTANCE. — RESPONSABILITÉ

En lisant les observations rapportées, on est frappé par la différence que présentent les sujets en ce qui concerne leur résistance dans la lutte intérieure qu'ils sont obligés de mener constamment, afin de ne pas céder aux impulsions, souvent terribles et inmorales. Nous avons vu que les impulsions pures se manifestent chez les débiles dont la volonté est affaiblie par l'hérédité psychique, et dont l'instabilité, — leur caractère principal — est le signe de cet affaiblissement de la volonté.

L'intensité de la lutte, en commençant par être nulle dans les impulsions automatiques, s'élève presque jusqu'au degré de la résistance d'un homme normal, en passant par tous les stades intermédiaires. Dans l'observation de M. D... communiquée par M. le prof. Mairet, ayant des impulsions associées, nous avons insisté sur cette différence dans la force de résistance qu'oppose le malade à ses impulsions dans les différentes périodes de sa maladie.

Dans nos deux autres observations, celle de Mme M... et celle de M. R.., communiquée par M. le prof. Mairet, nous voyons les malades opposer à leurs impulsions une résistance si considérable, qu'elle ne leur permet pas d'accomplir les actes effrayants pour lesquels ils sont entraînés.

Les forces inhibitrices qui exercent leur action sur l'homme en lui donnant plus d'énergie pour lutter avec ses instincts mauvais ou immoraux, ces forces sont représentées par quatre facteurs : « 1° conscience morale, c'est-à-dire la répulsion instinctive du mal et l'attraction pour le bien ; 2° sentiments tendres, bonté, pitié, affection ; 3° intelligence ; 4° peur de la punition humaine ou divine. Quand un débile a une impulsion à tuer une personne qui lui est chère, la conscience morale et les sentiments tendres entrent en activité, et le malade, effrayé lui-même par son impulsion contre nature, lutte de toutes ses forces. Mais le moment de faiblesse arrive, il se sent sur le point d'être vaincu, et c'est l'intelligence qui entre en jeu. Le malade prend toutes les mesures possibles : il va se promener, il évite la présence des personnes et des objets qui provoquent son malheureux penchant, et à la fin, il quitte sa maison en se soustrayant à l'action nuisible. Quelques-unes parmi nos observations donnent des exemples frappants de cette lutte et des différents degrés d'intensité qu'elle peut présenter.

L'être moral, l'être sentant et l'être intellectuel se réunissent pour opposer une force plus grande à l'impulsion qu'il faut vaincre.

La majorité des sujets de nos observations ont encore assez de force pour lutter efficacement contre leurs penchants morbides.

Nous avons déjà vu que « les moyens de défense » sont nombreux et variables, et qu'ils dépendent en grande partie de la hauteur de notre « moi » et de notre bonne volonté. Ce fait, qui ressort, il nous semble, de nos observations, nous permet d'affirmer que la résistance de l'homme, même débile et déséquilibré, dépend en grande partie de lui-même, de sa conscience morale, de sa conviction profonde dans l'immoralité absolue de ses penchants. Elles lui inspirent des moyens divers à employer pour prévenir, pour éviter les conséquences fâcheuses de ses impulsions. Bien entendu, nous ne pouvons parler ainsi que des sujets qui ne présentent pas une lésion profonde du cerveau. Si nous prenons, par exemple, un lypé maniaque, nous le voyons encore, à certains moments, lutter contre les idées noires qui lui font tant de peine ; mais ses forces morales et intellectuelles s'atténuent de plus en plus, pour s'effondrer enfin complètement. Les troubles physiques qui apparaissent en même temps aggravent l'état du malade, et il recourt au suicide, puisqu'il n'a plus de force pour lutter, vu les troubles profonds de son cerveau.

Chez les déments, il y a une lésion organique des cellules nerveuses ; chez les délirants, une déviation de ces dernières ; on comprend facilement que dans ces deux cas, les malades sont absolument hors de la responsabilité. On peut dire de même des alcooliques, chez lesquels les cellules nerveuses sont affaiblies et mal nourries, à cause de l'intoxication. Les malades deviennent les esclaves de leurs penchants morbides ; toute lutte est impossible, et nous pouvons dire qu'ils sont absolument irresponsables, aux deux points de vue : pénal et moral.

Quant aux individus qui n'ont que des impulsions pures ou associées, mais ne présentent pas de lésions profondes du cerveau, il nous semble qu'ils peuvent être comptés comme responsables. Leurs cellules cérébrales ne sont ni lésées ni déviées. Leur conscience est parfaite, de même que leur esprit, leur jugement, leur mémoire, en un mot, toutes leurs facultés mentales fonctionnent régulièrement. Les centres psychiques sont surexcités ou déprimés, mais les malades ont beaucoup de moyens à leur disposition pour lutter contre cet état de déséquilibration des cellules cérébrales.

Depuis l'enfance, les notions morales sont imprimées par l'éducation dans notre cerveau, et finissent par agir automatiquement. Leur force, jointe à la force intellectuelle, peut aider beaucoup dans la lutte contre les impulsions, surtout au premier stade, « au stade de tendance aux impulsions » (Bourdin).

M. Bourdin, dans sa thèse inaugurale, divise le processus des impulsions amenant le résultat définitif—l'acte, en trois stades :

1° Obsessions — c'est-à-dire des idées fixes nées spontanément dans le cerveau;

2° Impulsion — tendance à un acte déterminé ;

3° L'acte lui-même.

« Mais il devient très difficile, dit Bourdin, de délimiter le domaine respectif de l'obsession et de l'impulsion ; si étroitement unis que puissent être les deux phénomènes, il est indispensable, croyons-nous, de les différencier cependant ».

« L'impulsion, évidemment, n'est pas l'acte ; elle est un phénomène tout psychique, mais elle n'a de raison d'être que par l'acte qu'elle engendre ».

Ce n'est que dans les deux premiers stades, stade d'idée obsédante et stade de tendance à l'action, qu'on peut lutter avec succès contre les impulsions ; pendant ces deux stades, le malade est plus ou moins maître de ses actions : il peut se gouverner, il comprend l'absurdité ou l'immoralité de ce qu'il veut commettre ; il sait bien les conditions qui l'excitent et augmentent l'intensité de ses impulsions ; il peut les éviter, par conséquent.

La notion du devoir, en s'ajoutant aux réflexions, font la base de notre force morale, la peur des punitions (enfer, opinion publique), la honte, les sentiments tendres arrivent et concourent au même but. Tout cet arsenal se trouve dans la disposition d'un déséquilibré, tout aussi bien que dans la disposition d'un homme normal. Mais comme ces sujets sont affaiblis déjà par l'hérédité, l'intensité de la lutte sera sans doute moins grande qu'elle ne le serait chez un homme normal ; il nous semble cependant permis de demander de leur part les mesures possibles.

Si leurs propres forces ne sont pas suffisantes, ils doivent recourir à leur famille, au médecin, et s'ils ne le font pas et se laissent entraîner par leurs penchants morbides, nous avons le droit de leur reprocher leur négligence, leur égoïsme et de les rendre responsables au point de vue moral. C'est pour ne pas souffrir de l'angoisse, de l'inquiétude, pour se soulager, en un mot, que les malades se permettent de réaliser leurs impulsions.

Chez le malade de M. Vallon, nous avons vu qu'il éprouvait un soulagement et une satisfaction très grande après avoir commis le crime, tandis qu'auparavant il souffrait énormément.

« L'homme responsable est celui qui est maître de ses intentions et de ses mouvements. Tous les hommes font ce qu'ils croient être le meilleur pour eux ou pour les autres. Le bien, ou plutôt l'apparence du bien, tel est le mobile de la volonté ; mais pour y tendre, il faut le reconnaître.

» Dans tout acte, l'intelligence perçoit le but et l'indique à la volonté ; celle-ci exécute sans résistance » (1).

---

(1) Thierry. — *De la responsabilité atténuée,* thèse de Paris, 1891.

Plus loin, le même auteur dit : « S'il y a faiblesse des facteurs de résistance, il y a aussi faiblesse des impulsions. »

Dans l'une de nos observations, communiquée par M. le professeur Mairet, M. R...., boulanger, nous donne un exemple d'une lutte assez prolongée de son être moral et de son être intellectuel contre les impulsions à tuer ses enfants. Chaque fois qu'il se rapproche de ses enfants, attiré par la force de son impulsion, qui met son système musculaire en activité contractile le poussant en avant, il est comme refoulé en arrière par une autre force. Cette force, c'est la peur d'accomplir un acte atroce qui met son système musculaire en relâchement. Il se produit ce qu'on appelle une « décharge motrice » (Garnier). Ainsi, la peur d'un crime, peur qui lui a été imposée dès l'enfance, agit d'une façon automatique pour rendre sa lutte plus efficace, et à l'intensité plus ou moins grande de l'effort correspond un état particulier du système musculaire sous la dépendance des sentiments et des notions acquises dans l'enfance et agissant dans la vie suivante tout à fait mécaniquement.

L'être intellectuel est aussi en jeu chez M. R..., parce que nous le voyons réfléchir sur la cause de ses impulsions, sur leur origine. Il se demande pourquoi il est obligé de s'éloigner de ses enfants ou de les tuer, tandis qu'il les aime profondément ; d'où lui vient cette idée, qui commande : « Tue tes enfants ou tue-toi toi-même » ? etc...

Quand il voit que tous les moyens qu'il emploie restent sans action, il veut se suicider ; mais après une tentative infructueuse, il entre à l'asile.

Dans une autre observation de la clinique de M. Mairet, nous voyons Mme M... lutter contre les impulsions et en triompher; mais ici la lutte est moins longue et moins intense. En voyant que ses efforts restent sans succès, elle s'adresse, au bout de huit jours, à M. Mairet. Après quelque temps, pendant lequel elle a subi un traitement approprié, Mme M... a guéri de ses impulsions. Ici, nous voyons les efforts de la malade, renforcés par les secours du médecin, donner de bons résultats.

En nous fondant sur les observations rapportées, nous nous permettons de conclure que la résistance, la lutte est toujours possible dans les cas d'impulsions se produisant chez les dégénérés supérieurs. La résistance opposée sera plus ou moins considérable suivant les individus ; mais l'effort utile pourra être toujours obtenu par chacun d'eux.

Nous avons vu encore qu'à la faiblesse plus grande de la résistance correspond aussi une intensité moins grande de l'impulsion.

D'un autre côté, il nous semble ressortir des observations que l'effort développé par les malades est toujours plus grand dans les cas où les impulsions poussent à un acte grave, comme homicide, par exemple, tandis qu'il est moins considérable si les malades sont poussés aux actes qui n'imposent pas tant d'horreur; ce qui nous montre clairement l'influence de la volonté des malades sur l'intensité de l'effort produit.

En terminant ce chapitre, il nous semble utile d'indiquer ce fait intéressant que presque toujours les impulsions à tuer apparaissent en présence des personnes plus faibles ou désarmées, ne pouvant pas se défendre, comme chez Marianne Le P... dans une des observations de Mlle Robinovitch. Peut-être la sensation de la possibilité de faire mal joue-t-elle quelque rôle dans l'apparition des impulsions.

TRAITEMENT

Nous avons vu que les impulsions se développent chez des personnes à hérédité névropathique. La plupart de ces malades sont très impressionnables, facilement excitables, « émotifs », et le passage de l'émotion, qui sert comme un coup de fouet à l'action, se fait très facilement.

Les circonstances dans lesquelles se trouvent ces malades, les conditions de leur vie ont une importance très grande et peuvent être favorables ou non à l'explosion des accidents anormaux divers. C'est ainsi que l'influence de la famille, l'éducation reçue, le milieu social, sont autant d'agents puissants dans la prophphylaxie des maladies mentales. Les notions de notre devoir, la connaissance du Mal et du Bien, implantés profondément au fond de notre être moral, nous aident puissamment dans notre lutte contre les tentations mauvaises, immorales ; elles nous rendent plus forts, plus stables, elles augmentent le désir et donnent l'énergie de résister, de prévenir autant que possible les conséquences graves qui pourraient avoir lieu si les actes vers lesquels nous sommes poussés par nos impulsions avaient été commis.

« La prophylaxie des maladies mentales, dit avec raison Krafft-Ebing, jouera dans l'avenir un rôle des plus importants : elle aura principalement pour but d'empêcher l'union des individus dégénérés, d'intervenir dans l'éducation et le choix d'une profession, afin de protéger les sujets, issus d'une souche psychopatique, contre le surmenage psychique ».

L'enfance est l'époque de formation la plus active des sentiments tendres — bonté, pitié, affection — des conceptions morales concernant les devoirs envers les autres : proches ou société.

L'homme vient au monde égoïste, fréquemment avec des tendances mauvaises, et à ces mauvais instincts, qui résident dans l'intérieur de notre âme, il faut opposer des mesures extérieures et parmi celles-ci l'éducation de la volonté surtout. Si, dès l'enfance, des conceptions morales, de bonnes habitudes s'implantent en nous, elles nous imposent l'horreur, la peur, la honte des actes et même des idées immorales et d'une façon inconsciente, automatique nous avons l'attraction pour le Bien et la répulsion pour le Mal. « Les notions morales s'acquièrent tout comme les autres ; on apprend le Bien et le Mal, le Juste et l'Injuste, comme on apprend à lire et à compter, mais à cette différence près que ces notions ne peuvent être le produit de l'enseignement scolaire que chez les êtres intellectuellement bien doués. » (Magnan, *les Dégénérés*).

Dans une observation d'Esquirol, une petite fille voyant toujours le mécontentement de son grand-père et de sa grand'mère contre sa mère finit par avoir un désir incessant de tuer celle-ci. Dans l'observation de Mlle Robinovitch (1), le petit garçon, zoophile, dont l'amour pour les animaux l'a entraîné jusqu'à l'impulsion à tuer sa sœur,

---

(1) Ann. médico-psychologiques, 1899, n. 10

dit, après avoir subi pendant quelque temps le traitement psychique à l'asile de Ste-Anne : « Je m'incline devant le jugement du médecin ; s'il dit qu'il ne faut pas aimer les animaux, je m'en passe ».

Dans le cas de Calmeil, l'influence de la famille pour laquelle la haine du malade contre sa belle-mère ne pouvait pas passer inaperçue et une éducation soignée, pourraient sans doute supprimer ou du moins diminuer l'intensité de l'impulsion cruelle. « L'hérédité, dit Ladame, n'est ni fatale, ni inéluctable, et à tous les degrés de dégénérescence on peut opposer des mesures sociales ou individuelles, préventives ou même curatives qui en atténueront ou en arrêteront les effets. Rien ne pousse irrésistiblement au crime : ni l'hérédité, ni la misère, ni l'ignorance, ni les mauvais exemples, ni le vagabondage, ni l'alcoolisme ; ce sont des milieux malsains sur lesquels la volonté de l'homme peut avoir une action plus ou moins efficace, mais toujours réelle ».

Nous avons démontré l'importance et la nécessité de l'éducation, de l'hygiène morale, comme traitement prophylactique. Maintenant nous allons passer en revue les moyens thérapeutiques qui peuvent être employés lorsqu'une simple prédisposition s'est transformée déjà dans une maladie.

Né d'une souche psychopatique, entouré de ses parents qui sont eux-mêmes nerveux, émotifs, ont des idées bizarres, excentriques, des phobies diverses, le malade peut avoir des impulsions non seulement par transmission ou hérédité, mais aussi par imitation.

C'est un fait qui a été constaté plusieurs fois et dont l'exemple nous présente *phobie à deux*. Ainsi le milieu ordinaire, habituel, milieu dans lequel les premiers symptômes de la maladie ont apparu, est nuisible au malade, l'affaiblit, si on peut dire, extérieurement, tandis qu'il est déjà faible et fatigué, par une incessante lutte intérieure. L'*isolement* devient nécessaire pour ces malades, il leur donne plus de force en leur procurant le repos, en les soustrayant à l'influence des mauvais exemples. Isolement dans un établissement d'hydrothérapie ou dans un établissement spécial pour des nerveux, installation à la campagne dans une famille : tels sont les différents modes d'isolement.

En s'éloignant de son milieu ordinaire on évite les causes qui provoquent l'excitation, les impulsions n'étant plus alimentées par la vue des personnes ou des objets qui les ont déterminées pour la première fois, s'atténuent et perdent peu à peu de leur intensité. Si à cet effet de l'isolement nous ajoutons encore l'hydrothérapie, le traitement fortifiant, l'alimentation reconstituante, une vie régulière, repos moral absolu, l'influence des bons et bienveillants conseils de médecin, — nous voyons que le malade obtient ainsi un renforcement considérable, pouvant augmenter notablement sa résistance. Parfois, sous l'influence de l'isolement accompagné d'un traitement bien dirigé, les impulsions disparaissent complètement ; parfois seulement les poussées impulsives deviennent plus espacées. Enfin il y a des cas, et ce sont précisément ceux dans lesquels les impulsions « ne sont qu'un épisode morbide de la dégénérescence » où elles peuvent s'atténuer, disparaître complètement pour céder la place à une autre manifestation de tare héréditaire, à l'aliénation mentale, le plus souvent à la lypémanie, comme il semble ressortir des observations. Deux des observations, communiquées par M. le professeur Mairet, celle de Mme M.... et celle de M. R.... nous présentent des exemples de cet ordre.

Le retour fréquent des malades dans les établissements est une preuve convaincante de leur influence favorable.

Le voyage, le changement de place sont beaucoup moins efficaces. Le cas rapporté par M. Robinovitch, d'une cuisinière qui pendant six ans changeait de place, de milieu pour ne pas se laisser entraîner par ses impulsions à commettre un homicide, et qui, malgré ses efforts, — on peut même dire des efforts touchants, — ne se sentait plus capable de résister et était obligée d'entrer à l'asile Sainte-Anne, ce cas nous montre bien que le changement de place n'est pas suffisant et l'isolement et le repos moral complet deviennent absolument nécessaires.

« Je dus prescrire l'isolement dans un établissement hydrothérapique, dit Morel (1), vu que la susceptibilité des malades arrivés à cette période de névrose généralisée rend inutiles tous les soins qu'on pourrait leur donner dans leur famille. »

« Placez le monomaniaque, dit Linas (2), dans une maison étrangère au milieu de visages inconnus ; la vue d'objets nouveaux, l'émotion, la surprise, font sur son esprit une utile diversion et rompent la chaîne des habitudes délirantes ; les préoccupations d'affaires, les soucis du ménage s'éloignent et s'effacent ; en présence d'étrangers le malade cherche à se maintenir et accepte, bien qu'avec répugnance, des conseils et des ordres qui,

---

(1) Morel, « Délire émotif ».

(2) Dict. des sc. médic. Article « Monomanie ».

venant de la part des siens, auraient provoqué de vives résistances, ou de violentes explosions; il est ainsi entraîné, involontairement, dans une vie calme, régulière et disciplinée ».

Evidemment si les malades n'ont pas d'impulsions dangereuses pour l'entourage ou pour eux-mêmes, l'isolement n'est pas nécessaire ; on peut les soigner dans leurs familles par les divers moyens : hydrothérapie, influence du médecin, hypnotisme.

Quand les malades deviennent dangereux, l'internement dans un asile s'impose. Il y a des malades qui comprennent très bien que par moments c'est le seul moyen de défense contre leurs impulsions et ils demandent eux-mêmes d'être internés. « Dans certaines obsessions impulsives les malades ont tellement peur d'eux-mêmes, qu'ils se sentent soulagés et rassurés par des claustrations et même par la contention. C'est là, pour eux, une sorte de moyen de défense. » (Pitres et Régis).

Cas de Glenadel, par exemple.

« On ne saurait même conseiller mieux, dit Magnan, à ce genre de malades que de venir périodiquement, qu'on nous passe cette expression, faire une saison à l'asile, comme d'autres vont aux bains de mer ou aux eaux. Outre ces moyens, un traitement psychique peut être employé et réussit quelquefois; vu l'impressionnabilité de nos malades pour les aider dans leur lutte intérieure, pour les encourager, on peut employer une sorte de suggestion. S'ils ont confiance en leur médecin, ils suivent ordinairement volontiers les conseils et les ordres de ce dernier. Il faut dire à ces malades que l'hérédité a créé chez eux un terrain favorable à l'apparition des idées obsédantes, absurdes ou terribles, mais que c'est dans leur volonté de résister et de triompher. Souvent on peut conseiller le changement de profession, si c'est la profession qui provoque et soutient de mauvais penchants, des idées terribles. Dans le cas de la cuisinière, Marianne M.., il fallait changer la profession, parce que la vue des couteaux, avec lesquels elle avait toujours affaire, augmentait la force de ses impulsions.

On a essayé déjà depuis longtemps la suggestion hypnotique. MM. Pitres et Régis ont fait beaucoup d'expériences sur ce sujet, et ils ont conclu que ce sont surtout les hystériques et les neurasthéniques dont l'état est amélioré ou qui sont même guéris complètement par la suggestion hypnotique. Mais souvent la suggestion hypnotique est bien difficile à réaliser, et les neurasthéniques constitutionnels et dégénérés ne sont pas hypnotisables. « Quand la neurasthénie est héréditaire, quand elle est due à une conformation vicieuse native du système nerveux, alors il faut avoir le courage de le dire, elle est le plus souvent incurable. Les malades sont quelquefois difficiles à hypnotiser : leur cerveau est obsédé par des impressions si nombreuses ou si tenaces, psychiques, sensitives, sensorielles et viscérales, qu'il est souvent rebelle à toute suggestion malgré leur docilité, leur bonne volonté, leur désir de se laisser endormir et de guérir... » dit Bernheim.

Mais en tout cas si les malades l'acceptent, l'hypnotisme doit être essayé et les séances doivent être répétées plusieurs fois avec la plus grande patience.

MM. Pitres et Régis, en se basant sur l'influence des rêves, sur notre état psychique, ont essayé de provoquer par suggestion des rêves dans le but thérapeutique. Le Docteur Chabaneix rapporte dans sa thèse un exemple très intéressant, que nous nous permettons de citer et qui montre nettement l'action du rêve se prolongeant d'une façon consciente à l'état de veille.

M. Rémy de Gourmont (1) nous signale ce fait curieux : il m'est arrivé une fois ceci : écrivant un conte qui avait pour sujet un suicide à échéance fixe, un matin, déjà habillé et m'asseyant à ma table de travail, j'eus une seconde d'angoisse, et je supposai que je n'avais plus que trois ou quatre semaines à vivre. L'angoisse fut courte, mais réelle. J'avais sans doute rêvé à mon conte, et le rêve se continuait au réveil ».

M. Pitres a obtenu par des rêves thérapeutiques quelques bons résultats, notamment chez des hystériques; M. Tissié, M. Régis, chez de jeunes kleptomanes.

M. Tissié, de Bordeaux, associe les rêves aux parfums, afin d'objectiver la suggestion, de la renforcer. Le parfum donne de la « volonté », « de l'assurance », « de la gaîté », etc., disent les malades, selon qu'on associe une suggestion de volonté, d'assurance ou de gaîté. On provoque ainsi un rappel de mémoire par association d'idées ». (Bellet, thèse).

Tokarsky, dans sa communication « sur l'application de l'hypnotisme, au traitement des maladies mentales » admet que l'individualité joue un grand rôle. « Si on peut dire que par l'hypnotisme ont été guéries certaines maladies mentales telles que des impulsions et des obsessions morbides, mélancolie, manie, etc., on ne peut pas en conclure que de l'application de l'hypnotisme dans les maladies en question, on pourrait toujours obtenir des résultats favorables ».

---

(1) Emprunté à la thèse de Bellet : *Moyens de défense.*

Mais il y a d'autres auteurs qui sont moins pessimistes. Van Eden, en particulier, reconnaît le profit de l'hypnotisme, parce qu'il donne aux malades « une espèce de concentration interne, servant à faire agir avec sa plus grande énergie l'effort physique. On arrive ainsi à centraliser les fonctions psychiques par une sorte d'exercice, d'éducation, d'entraînement, et à augmenter ainsi la résistance psychique si faible chez ces malades ».

La musique a été utilisée, ces derniers temps, dans le traitement des maladies nerveuses On lui attribue une action physiologique sur l'organisme, ralentissement ou accélération des pulsations, vaso-constriction ou vaso-dilatation. Un physiologiste russe bien connu, Tarchanoff, a récemment conseillé l'emploi de la musique dans le traitement des désordres du système nerveux. Elle agit sur l'émotivité et produit des « dispositions dépendant de l'état organique et de l'activité nerveuse, que nous traduirons par des termes vagues : joie, tristesse, tendresse, sérénité, tranquillité, inquiétude, etc.. ». (Ribot).

Il faut distinguer les cas où les sujets ne présentent que des phénomènes obsessionnels et impulsifs, de ceux où un délire quelconque (épilepsie, délire alcoolique) est surajouté. Dans ces cas, il faut traiter par les moyens appropriés la névrose ou la psychose surajoutées. A l'isolement ou à l'internement, il faut ajouter ici : des toniques généraux, le massage, des douches, dans les cas à irritation prédominante, bromures et balnéation ; le séjour prolongé au lit peut être aussi mis en jeu ; c'est un fait établi qu'il constitue le meilleur calmant du système nerveux.

En touchant la fin de ce chapitre, il nous semble utile d'insister sur le rôle important que jouent notre désir et notre volonté dans la lutte contre les impulsions. Plusieurs de nos observations nous montrent clairement qu'on peut faire beaucoup, si l'on veut, sans le secours des autres, avec la force de désir et la bonne volonté.

Notre chapitre de traitement est un peu long ; mais il nous paraît très important d'indiquer les moyens qui nous permettent de lutter plus ou moins énergiquement contre l'instabilité de notre cerveau.

Nous avons emprunté à la thèse de M. le docteur Bellet les notions précieuses sur la psychothérapie des maladies mentales.

OBSERVATIONS

A. — Impulsions associées

Observation Première

Communiquée par M. le Professeur Mairet.

Léon-Joseph D..., entré à l'asile de l'Hôpital-général, le 12 avril 1890.

Né à Carsan, département du Gard ; âgé de 41 ans, sans domicile fixe. Père, mort à l'âge de 50 ans, était fou, mais ne restait jamais dans un asile. Le malade a eu la syphilis. Dégénéré, épileptique ; émotivité dépressive. Idées de persécution, provoquées et maintenues par des hallucinations de la vue. Impulsions à l'exhibition, au vol des objets insignifiants, sans aucune valeur ; impulsions à briser, à détruire les objets environnants. Le malade a la conscience parfaite de ses désirs et il y a des moments où il peut résister à ces impulsions ; mais souvent il est comme dans un rêve et alors la lutte devient impossible. Plus d'une fois il a été arrêté et mis en prison pour des actes immoraux. Il sort sa verge devant les femmes et les petits enfants, et cela partout et depuis longtemps. Il ne cherche pas les femmes, n'a pas de rapports sexuels ; sa femme l'a abandonné. En voyant des femmes et des enfants, il ne leur fait rien. Quand il est seul, il ne fait pas de sottises sur lui-même.

Quand il n'est pas malade, il travaille, il a conscience de tout ce qu'il a fait, il a honte, il veut se suicider. Etant en prison il a fait une tentative de suicide, mais on l'a sauvé. Il peut résister ou s'il ne le peut pas, il se détourne et s'en va pour laisser passer l'envie de se découvrir. Dans d'autres moments il se sent malade, la tête lui tourne, elle est lourde, chauffée, et il ne comprend plus ce qu'il fait. Il est incapable de résister ; il sort sa verge et se masturbe dans la rue, dans les places publiques, devant tout le monde. Quelque chose lui dit de faire cela et il ne peut pas s'empêcher, même « si on lui coupait la tête », une force irrésistible le pousse. Souvent la veille déjà il a la tête lourde, un cauchemar dans la nuit.

Il sent sa verge raide, chaude, cela le réveille parfois et l'oblige à se lever du lit ; il souffre ; il a un bourdonnement dans l'oreille droite, un bruit de grelot dans la gauche. Il voit des petits chiffres 8 ou 6, qui forment des zigzags. Parfois, il voit des femmes nues et cela l'excite encore davantage.

Dans ces moments, il n'a pas d'idées claires, il n'a pas de répulsion pour ses actes comme il l'a dans la période de santé relative. Le matin, il va travailler sans aucune mauvaise pensée, il n'a pas la peur de se compromettre. Mais tout-à-coup sa tête se trouble, elle est comme en feu, le bruit se produit dans l'oreille, la vue se trouble et le malade se sent, dit-il, « bouleversé, empoisonné ». Il court dans les rues ; chaque fois qu'il voit des femmes il leur montre sa verge sur la main, la sort, la rentre tout le temps. Cela lui donne une sensation agréable ; il ne pense qu'à cela. Il parcourt les rues comme ça et ne sait plus où il est. On le frappe, il n'y fait pas attention. Sa conduite est la même pendant toute la journée, à moins qu'il ne voie quelqu'un qu'il connaisse ; devant une femme ou un homme connus, il ne fait pas cela. S'il ne peut pas se découvrir, il tremble, il est comme en rage. A ces moments, il lui est absolument impossible de s'abstenir, de résister. Il en est de même toutes les fois qu'on l'empêche de s'en aller lors de son accès.

Une fois, à l'asile, il a été appelé par M. le professeur Mairet dans son cabinet. En attendant son tour, en présence d'autres malades et d'une infirmière, il sentit l'envie de se découvrir et il sortit immédiatement pour s'empêcher de le faire. Une autre fois, se trouvant dans les mêmes conditions et sentant qu'il ne pourrait pas résister, il voulut sortir ; mais l'infirmière, ne connaissant pas sa maladie et étant sûre que le malade voulait s'échapper, prit ses mains pour le retenir. L'obstacle et le contact intime avec une femme, affaiblissant sa volonté, supprimèrent sa résistance et il fit ce qu'il faisait ordinairement.

Il se sent malheureux, il dit : « Que le diable emporte les femmes ! alors je serais tranquille. » A côté de cela, il a des impulsions à voler, à briser et à détruire les objets environnants.

Quant au vol, il prend toujours des choses sans valeur, des pipes, des cannes ; il en remplit toutes ses poches, puis il les jette ou il les donne à quelqu'un autre. Jamais il n'a volé de l'argent. L'envie de voler est aussi irrésistible que celle de se découvrir. Il casse les becs de gaz, il dit qu'ils le dégoûtent. Il aime les chevaux, les chiens et dépensait beaucoup d'argent pour eux.

Il y a comme deux personnes en lui : l'une veut telle chose, l'autre le pousse pour une autre.

Par moments, il est maître de lui, il lutte, mais souvent, surtout après une fatigue, ce sont les impulsions qui l'emportent et il cède.

D... nous présente un cas typique d'impulsions associées. Nous voyons chez lui des impulsions pures, ce sont des moments où il a conscience parfaite de ses désirs, honte de les accomplir ; il met en activité toute sa volonté pour résister et vainc si rien ne lui fait obstacle ; d'un autre côté, il présente des impulsions dont la conscience lui échappe, il n'a pas honte de ses actes et l'influence de la volonté est nulle. A ces moments, il est hors responsabilité pénale et morale.

Observation II

(De Mlle Robinovitch) (1)

Prise dans le service du docteur Magnan, à l'admission de Sainte-Anne.

Epilepsie et dégénérescence mentale. — Syndromes épisodiques : obsessions et impulsions. — Actes inconscients après les attaques épileptiques. — Délire alcoolique.

B... (Antoine-Prosper), né à Paris, a 44 ans. Son père, âgé de 75 ans, est alcoolique. Il est actuellement à l'asile de Bicêtre. La mère du malade est morte en 1856, dans une crise d'hystérie ; c'était

(1) *Annales Médico-psychologiques,* 1899, 10.

une déséquilibrée ; parfois elle se livrait à toute sorte d'actes extravagants, d'après son mari. Un oncle est à l'asile de Niort. Un frère jumeau se porte bien. Mais un autre frère est mort idiot, à 16 ans. Deux sœurs sont bien portantes. Tous ses frères et sœurs ont eu des convulsions jusqu'à sept ans.

Le malade était nerveux étant enfant et apprit difficilement à l'école. A 9 ans, il eut la fièvre typhoïde. C'est à cette époque qu'apparaissent les crises épileptiques qui reviennent chaque mois ; il tombe subitement à terre sans connaissance, urine sous lui et rejette une écume sanguinolente. En 1871, B..., mêlé aux affaires de la Commune, perdit le bras droit à la suite de deux blessures par armes à feu. En 1890, la femme avec laquelle il vivait depuis quinze ans, tombe malade et meurt. B... en ressentit un violent chagrin et fit même deux tentatives de suicide en 1891. Entre temps il s'était mis à boire de l'absinthe ; ces excès alcooliques rendirent les attaques beaucoup plus fréquentes. Il entre alors dans le service de MM. Cornil, Gaillard et Roques.

Mais à ce moment, à côté de la névrose convulsive se développe une série de syndromes d'une nature différente. En mars 1891, se trouvant sur le boulevard de Sébastopol, tout à coup l'idée lui vient de voler un melon qu'il aperçut sur un étalage. Ses moyens lui permettaient d'acheter ce qu'il voulait et, de plus, il n'aimait pas les melons ; mais il s'y sentit poussé irrésistiblement.

Il attendit que le garçon tournât le dos pour s'emparer de l'objet de son désir sans être aperçu : « C'était plus fort que moi, dit-il, j'étais poussé à voler ce melon, et pas un autre de ceux qui se trouvaient à l'étalage ; un autre ne m'aurait pas contenté ». Il luttait contre cette idée, et dans un moment il s'est ressaisi et s'est empressé de monter dans un omnibus, qui passait, espérant ainsi échapper à son impulsion. Et, en effet, à mesure que l'omnibus marchait, et qu'il s'éloignait de l'épicerie, il se sentait plus calme et plus tranquille, très heureux de n'avoir pas volé, d'avoir pu échapper à cette tentation maladive. Une autre impulsion survint au mois d'avril 1891. Se trouvant dans sa chambre devant la fenêtre qui donnait sur le cimetière du Père-Lachaise, il se sentit poussé à aller prendre une couronne qui était placée sur une tombe et à la mettre sur une autre. « Je n'avais aucun motif pour accomplir cet acte, mais ce désir était plus fort que moi », dit-il. Il descendit l'escalier de sa maison, entra dans le cimetière, s'approcha précipitamment de la tombe, attendit le départ du gardien pour ne pas être surpris par lui ; pendant ce moment d'attente, B... éprouvait une angoisse extrême ; mais aussitôt qu'il eut satisfait son impulsion, qu'il eut placé la couronne sur l'autre tombe, il se sentit soulagé physiquement. Pourtant heureux moralement de son acte, il alla chercher le gardien du cimetière et lui raconta ce qu'il venait de faire. Peu de temps après, B... vola un jambon, l'acte étant accompagné par les mêmes phénomènes angoissants.

Mais B... était épileptique en même temps qu'un dégénéré ; ainsi les manifestations cliniques de l'une et l'autre affection co existaient s'entrelaçant parfois d'une manière très intime.

Entre 1892 et 1893, B... a commis, après des attaques épileptiques, quelques actes inconscients dont il a totalement perdu le souvenir. C'est ainsi qu'un jour B... apporta à un de ses amis une valise prise chez son patron, laquelle n'était pas encore terminée, n'ayant ni serrure ni lanière. Au mois de septembre 1894, sa sœur l'enferma seul dans sa chambre après une attaque, avant qu'il n'ait retrouvé pleine conscience ; il s'approcha de la fenêtre, franchit le seuil, sauta sur le trottoir et se précipitant sur un enfant, il lui mordit le bras. L'accès délirant passé, cet acte resta non avenu pour le malade ; ce sont les voisins qui ont renseigné la sœur sur ce qui venait de se passer.

Le 27 décembre 1894, B... mordit un enfant, mais cette fois c'était par impulsion, avec pleine conscience et souvenir complet. Se trouvant dans la rue auprès d'un groupe d'enfants, il se sentit poussé à mordre l'un d'eux ; ne voulant pas succomber à cette impulsion, il rentra chez lui et se mit au lit ; mais, incapable de lutter, il alla raconter la chose à un agent et le pria de l'arrêter ; celui-ci refusa d'ailleurs d'arrêter un homme qui n'avait commis aucun délit. Mais, quelque temps après, B... se précipita sur l'enfant et le mordit au bras. Alors seulement on l'arrêta et on le conduisit à la Préfecture de police, d'où il fut transféré à l'admission de Sainte-Anne. Quelques jours après son entrée, voyant un enfant dans le service, il se sentit poussé à le mordre, mais il s'enfuit en toute hâte pour aller se coucher dans la cuisine.

Transféré à Ville-Evrard, il en sortit le 9 mars 1897. Il se mit à boire et eut bientôt des cauchemars, de la pituite matinale, des crampes dans les membres et des hallucinations visuelles : des hommes tombaient des toits, etc. A cette époque, les syndromes épisodiques s'accrurent encore du fait des abus alcooliques. Au mois de mars 1897, apercevant la montre de sa sœur, il se sentit poussé à s'en emparer et à fuir. Il peut néanmoins résister ; mais la nuit il se voyait poursuivi par des agents qui voulaient l'arrêter. Le lendemain l'impulsion réapparut, et il demanda à sa sœur de cacher la montre à sa vue. Le 5 juillet 1897, après avoir bu considérablement, il s'imagina que sa sœur voulait le faire descendre vivant dans un caveau au Père Lachaise. « Je me sauvais partout » dit-il, et finis par aller porter plainte au commissaire de police ; il voyait toujours sa sœur avec tous ses ouvriers qui voulaient le mettre dans un caveau.

B. — Impulsions pures

a). *Conscientes avec lutte*

Observation III

Communiquée par M. le professeur Mairet

R. . Henri Joseph, 46 ans, boulanger, né à Bédarieux, domicilié à Castelnau-de Guers. Entré le 1er juin 1900. Hérédité alcoolique. Le malade lui-même ne prend qu'un litre de vin par jour, pas d'absinthe, pas de vermouth. Conduite régulière. N'a jamais eu de syphilis. Aime beaucoup sa femme et ses trois enfants Il a eu l'influenza il y a 8 ans, très fatigué. Ce malade à la tête voûtée, le crâne petit, les yeux saillants, le regard triste et concentré, il est pâle, amaigri. De prime abord il donne l'impression d'un lypémaniaque.

Il est entré à l'hôpital pour s'éloigner de ses enfants, parce qu'il a des impulsions à les tuer. Ces impulsions ont commencé, il y a trois mois, après une vive frayeur qu'il a éprouvée. Sa femme en faisant le lit, aperçut un rat et poussa un cri. Effrayé, il monta tout tremblant, pouvant à peine se tenir sur ses jambes, pour voir ce qui s'était passé. Après cet accident il dormit mal, eut des rêves et des cauchemars. En même temps il lui vint à l'idée de faire mal à quelqu'un. L'accident est arrivé le mercredi, et le samedi suivant, pendant qu'il rasait son beau-père, l'idée lui vint de le tuer et pour ne pas le faire il s'en alla. Le lendemain, il prenait le café que sa petite lui avait apporté, quand il eut l'idée de faire du mal à son enfant ; le malade dit qu'à ce moment quelque chose lui est passé devant les yeux et il se sentit mal « comme s'il allait mourir ». Après cela il avait toujours envie de lui couper une oreille avec un couteau et plusieurs fois, le couteau à la main, il était sur le point d'obéir à son impulsion et il est obligé de s'en aller pour ne pas commettre cet acte grave. Puis ce fut sa dernière fille à laquelle il pensa. A celle-ci il fallait qu'il lui plonge un couteau dans le sein. Et depuis deux mois cette idée ne le quitta plus ; la nuit il s'éveille en sautant, se sentant poussé à tuer son enfant. Le matin, sitôt réveillé, cette idée obsédante s'empare de lui, elle est toujours là, toujours elle tourmente son esprit. Il éprouve des palpitations, des tremblements dans les membres, la tête est lourde, il voit des ombres passer et repasser devant ses yeux. Il entend des voix qui lui disent de tuer son enfant ou de se tuer lui-même. Il conserve la conscience parfaite de tout ce qu'il éprouve, il se sent malheureux pour avoir des idées aussi horribles que de tuer son enfant. Il lutte contre ces impulsions qui l'obsèdent de toutes ses forces. Il cherche le travail pour distraction, couche avec quelqu'un de ses parents dans le même lit, pour qu'ils puissent le retenir, et veut même quitter sa maison, mais son frère le retient. Il fait tout pour résister et cependant, il y a quinze jours, il fut sur le point d'égorger sa fille. Voyant que ses idées sont plus fortes que lui, qu'il ne peut plus lutter contre elles, il préfère diriger l'arme contre lui-même. Il veut s'ouvrir la gorge avec un rasoir, mais à peine la peau est-elle entamée qu'il revient à lui et comprend l'absurdité de son acte. Triste, découragé il éprouve du dégoût, de la répulsion pour tout travail, il dit qu'il sent diminuer ses forces et sa mémoire aussi. Cependant, la mémoire, l'intelligence sont conservées.

La force est diminuée dans les membres supérieurs. Le malade se tient sur une jambe avec hésitation. Les réflexes rotuliens sont exagérés des deux côtés. Le malade est pâle, amaigri, affaibli. Il tousse et s'enrhume facilement, mais ne présente rien du côté des poumons En somme, on ne trouve aucune lésion organique capable de produire cette déchéance.

Lors de son entrée à l'asile, R..., revenait ordinairement, en dehors de ses crises impulsives, à son état normal ; mais depuis quelque temps il n'en est plus de même, et dans les intervalles, il reste triste, déprimé ; cet état, d'abord peu marqué, va en s'accentuant pendant toute la durée des vacances, et au mois d'octobre, le malade a une véritable crise de tristesse. Au mois de novembre il est émotif, il s'imagine être malade ; les personnes qui l'entourent le tracassent, il a des hallucinations de la vue, il voit des animaux terrifiants, non seulement la nuit en rêvant, mais aussi dans le courant de la journée. Il présente les signes de la sénilité se traduisant par l'artério-sclérose. Sur ce fond lypémaniaque se montrent encore par moments, des impulsions à tuer, mais elles deviennent plus rares. Les impulsions se traduisent, extérieurement, par des mouvements, des gestes de répulsion. Des idées de persécution viennent ; il lui semble qu'il est condamné à mort ; ce sont les malades qui le lui disent ou il le lit dans les journaux ; il s'isole et devient de plus en plus triste. Il a des impulsions jusqu'au milieu de décembre ; les hallucinations de la vue et de l'ouïe persistent, mais elles ont changé ; il voit, il caresse ses enfants. A ce moment il devient gai, s'amuse, commence à travailler, et les voix, qu'il continue d'entendre et qui lui disent qu'on veut le tuer, ne lui font plus peur. Il dit qu'il ne mérite pas maintenant d'être puni, puisqu'il n'a aucune idée de tuer ses enfants ; bien loin de là, il ne fait que les caresser. Pas d'idées de suicide ni d'impulsions à l'homicide. Dans ses réponses il manque de netteté, qu'on peut attribuer à l'affaiblissement de l'intelligence. La tristesse va en augmentant ; les perversions sensorielles existent ; la mémoire est atteinte et l'intelligence aussi, mais les impulsions semblent disparaître complètement. Au mois de mars, sa femme vient le visiter avec ses deux filles ; il est très content ; il embrasse ses enfants ; il les met sur ses genoux ; il dit qu'il se sent heureux de pouvoir rester au milieu d'elles.

13 mars. — R... sort de l'asile.

Observation IV

(Communiquée par M. le professeur Mairet)

Mme E. M..., 41 ans, ménagère née à Saint-Pons-de-Mauchiens, domiciliée à Montpellier.

Entrée à l'asile le 15 janvier 1901.

Parents en bonne santé. Mère nerveuse, sujette aux maux de tête; une sœur en bonne santé, une autre faible, chétive. Les deux enfants de la malade jouissent d'une excellente santé.

A l'âge de 7 à 8 ans, la malade a eu une fièvre typhoïde, accompagnée de peur de mourir. Adipose. Anesthésie cornéenne très nette et celle du pharynx aussi.

La pression sur les ovaires ne provoque pas de crises hystériques. Réflexes exagérés. Dyspepsie gastro-intestinale. Menstruation régulière, abondante. Pertes blanches. Signes de dégénérescence. Le front est bas et trop large ; les dimensions du crâne sont agrandies. L'intelligence est bonne, la mémoire aussi. Elle ne peut s'occuper de son ménage comme il faut. Elle a un caractère bon, mais inquiet et ne peut se concentrer, se fixer sur rien avec attention. Présente des alternatives fréquentes de gaîté et de tristesse, quelquefois sans motif.

Il y a huit ans, elle a été soignée chez elle par M. Mairet, pour l'inquiétude, pour des sensations bizarres, et surtout pour des impulsions à tuer son enfant, âgé de 4 ans. Une fois, se trouvant dans la cuisine avec son fils, la vue des couteaux tranchants a réveillé en elle l'idée qu'elle puisse tuer son enfant. Tout effrayée par cette idée, elle va chez les voisins et reste chez eux toute la journée jusqu'au retour de son mari, avec qui elle rentre chez elle, tranquille et contente que l'idée affreuse ait disparu complètement. Mais le lendemain, quand elle se trouva de nouveau à la cuisine avec son petit, l'idée terrible revint. Après une lutte de huit jours, Mme M. vient consulter M. Mairet. Le traitement par l'iodure et par les bains a amélioré l'état de la malade, mais chaque année à l'époque de l'hiver, sa maladie revenait.

Il y a trois ans et demi, Mme M. a eu une fillette Cet accouchement améliora beaucoup son état ; elle est devenue gaie, contente. Mais cette guérison n'était que passagère. Au mois de décembre dernier, les maux de tête, les sensations bizarres sont revenus. Il lui semble qu'elle n'a pas de peau, que sa tête est vide. Mauvais goût dans la bouche. Pas d'idées de grandeur, ni de persécution, ni des idées religieuses. Maux de tête fréquents, état d'inquiétude persistant, sensation du vide cérébral. La malade reste à l'asile. Diagnostic : Lypémanie à direction hypocondriaque.

Observation V

(de Mlle Robinovitch) (1)

Recueillie dans le service de M. le docteur Magnan, à l'admission de Sainte-Anne.

Dégénérescence mentale. — Syndromes épisodiques. — Impulsions homicides et suicides. — Dépression mélancolique. — Tentative de suicide secondaire aux impulsions homicides. — Obsessions et impulsions diverses : à voler, à avaler des aiguilles et des épingles, doutes, etc.

Mlle Marianne L. G .., 29 ans, domestique, est entrée à l'admission de Sainte-Anne, le 30 janvier 1899. Les renseignements sur ses antécédents sont incomplets. Son père était marchand de chevaux et buvait beaucoup ; il est mort à un âge avancé. Il n'y a rien à signaler sur l'état mental des parents du côté paternel. La mère a 49 ans et se porte bien. Le grand-père maternel était ivrogne. Un frère de la malade, âgé de 36 ans, est nerveux ; un autre frère de 31 ans est bien portant.

La malade ne présenta rien d'anormal dans l'enfance ; elle apprenait facilement à l'école, et était toujours d'un caractère gai.

La maladie actuelle paraît dater du mois de décembre 1891. A cette époque, elle était cuisinière dans une famille à Paris. Elle eut une attaque d'influenza qui dura une semaine ; mais pendant la convalescence, elle éprouva un ennui profond, indéfinissable, une

---

(1) *Ann. médico-psychologiques*, 1899, n° 10.

dépression mélancolique qui n'était pas en rapport avec une affection d'aussi courte durée. La dépression mentale s'accompagnait d'une sensation de poids sur le cerveau et des deux côtés des tempes.

C'estau milieu de ces troubles cérébraux qu'un jour,étant en train d'éplucher les légumes en compagnie de l'enfant de sa maîtresse, c'est au milieu de ces troubles, disons-nous, que tout-à coup elle eut envie de tuer cette enfant.

« C'était un vif désir que je ne saurais vous expliquer, dit-elle ; un serrement me prit au cœur, j'éprouvais une angoisse, j'étouffais, tellement était fort le désir de m'emparer du couteau le plus tranchant et de couper la chair de cette enfant que j'aimais. » Elle renvoya la fillette de la cuisine, et l'impulsion homicide disparut. Les parents de l'enfant et les adultes, en général, la laissaient indifférente au commencement : « Mais quand je voyais cette enfant sur laquelle j'avais une autorité, dit-elle, l'envie de la tuer était plus forte que moi; plus l'instrument était tranchant, plus était intense l'envie de l'enfoncer dans la chair vivante. »

Elle luttait contre cette impulsion pendant des mois. Mais elle s'aperçut bientôt que sa maladie n'était pas limitée à une seule impulsion. Ainsi, en préparant le repas, elle fut prise de l'envie d'y mettre du poison «pour faire du mal à n'importe qui et à moi-même» dit-elle. Vers le mois de juillet elle eut une impulsion à avaler du gaz d'éclairage et fut surprise par sa maîtresse. Elle quitta sa place au mois de juillet 1892, et se retira en Bretagne où demeurait sa famille. Là, elle fut obligée de coucher avec sa mère.

« Chaque fois que je me trouvais à côté d'elle, dit la malade, j'éprouvais un si vif désir de la tuer que je me suis décidée à quitter la maison le plus tôt possible. » Mais elle n'osait pas confier à sa mère ce qui la tourmentait.

Une nuit, se trouvant dans le lit avec sa mère, Marianne fut prise tout-à-coup, d'une impulsion irrésistible à l'étrangler. « Cette misérable idée avait un tel empire sur moi que je me demande toujours comment j'ai pu quitter le lit à temps. Si j'avais mis mes mains sur sa gorge, nulle force n'aurait pu m'empêcher d'accomplir cet acte funeste. »

« N'est-ce pas terrible, ajoute-t-elle, d'avoir de telles idées envers ma mère que j'aime ? » Elle quitta sa mère en novembre 1892 et revint à Paris. Elle se place dans une famille ou il y avait deux enfants : un garçon de deux ans et demi et une fillette de sept ans. Aussitôt qu'elle se trouva seule avec les enfants, le désir la prit de les tuer. C'est alors que, dégoûtée d'une telle vie, elle résolut de s'asphyxier : «De crainte de faire un malheur, je préférais me donner la mort, j'étais heureuse de mourir », dit-elle. La nuit, avant de se coucher, elle prépara un réchaud à charbon de bois et le plaça auprès de son lit, l'alluma et se coucha. Le matin on la trouva à demi asphyxiée, sans connaissance, un pied brûlé. Transférée à l'Hôtel-Dieu (août 1893), elle y demeure trois mois. Pendant tout ce temps, excepté les deux ou trois premières semaines de son séjour, elle ressent à peine les impulsions homicides et suicides. « Les médecins et les infirmières avaient une autorité sur moi et cela m'empêchait de vouloir leur faire du mal », dit-elle.

Mais dès qu'elle fut rentrée en ville, chez ses parents, elle fut reprise de ses impulsions homicides, tournées cette fois contre une de ses plus jeunes amies. Elle va se faire soigner à la Salpétrière et y reste trois ans. Là, les impulsions diminuèrent avec le temps, grâce au traitement bromuré, à l'hydrothérapie et grâce aussi au traitement moral journalier. « Les idées n'étaient pas aussi fortes à la Salpêtrière, parce que je ne voyais pas des instruments tranchants », dit-elle. Mais elle se sentait poussée à avaler les aiguilles et les épingles dont elle se servait dans les travaux de couture. « C était une lutte épouvantable pour résister au désir d'avaler les aiguilles et les épingles », dit-elle. Enfin, après la troisième année de traitement, elle se sentit suffisamment rétablie et pouvait toucher aux instruments piquants ou tranchants sans voir venir aucune impulsion homicide ni suicide.

Sortie de la Salpêtrière au mois d'août 1896, elle va demeurer chez son frère, à Libourne (Gironde). Elle reste quelques mois sans impulsions ; mais un jour, travaillant à la cuisine, au moment où son neveu qu'elle aimait s'approchait d'elle, elle fut prise tout à coup de l'envie de lui enfoncer un couteau dans la poitrine ou dans un membre, n'importe où, « dans la chair », dit elle. Elle part pour la Bretagne en 1897 ; mais se trouvant encore avec sa mère, elle dut la quitter bientôt, l'impulsion de tuer revenant à nouveau.

Elle rentre à Paris, et en août 1898, elle va se placer dans une famille où il y avait deux vieilles dames, « que je dominais plus ou moins, ajoute-t-elle ; quand je les voyais, c'était terrible ; j'y suis restée 8 jours, et c'était comme huit jours d'enfer ; quand je les regardais, mon impulsion à les tuer était tellement forte que je quittais la maison à la fin de la semaine. » Elle va se placer ensuite dans une famille où la maîtresse de la maison était sur le point d'accoucher. « Le jour où j'appris cette nouvelle, dit-elle, je suis partie, car je sentais déjà le désir de tuer l'enfant qui n'était pas encore né. » La vue des bébés au berceau excitait surtout en elle une forte impulsion homicide, « parce que j'avais toute autorité sur eux », explique-t-elle.

En octobre-décembre 1898, elle se soigne à l'hôpital Saint-Antoine, prenant des douches et du bromure de potassium ; se trouvant améliorée, elle se place comme cuisinière au collège Albert-le-Grand, à Arcueil. Là, encore, la vue des instruments tranchants excite les impulsions, et enfin, la malade, à bout de patience et d'espoir, rentre à Paris pour se faire arrêter ; pour être enfermée « dans un endroit sûr », dit-elle.

Dans le cours de cet état morbide, Mlle L. G., entre ses impulsions homicides et suicides, présenta, à diverses reprises, toute une série d'autres obsessions et impulsions ; doute, crainte du toucher, kleptomanie, pyromanie, onomatomanie, impulsions à verser des liquides bouillants sur les personnes, à embrasser un homme qu'elle connaissait à peine, etc.

Les premiers jours de son entrée à Sainte-Anne, la malade reste assez triste, en proie à ses impulsions homicides et suicides.

« Aussitôt que je vois des objets tranchants, çà m'attire, c'est quelque chose incroyable », dit-elle. On l'éloigne de la cuisine pendant quelque temps, on lui cache les objets susceptibles de provoquer une crise impulsive, on cherche à la raisonner. Peu à peu le calme s'établit ; la malade peut, sans angoisse, manier un couteau, couper la viande pour les autres malades. Au mois de mai, elle se trouve sensiblement améliorée : « Je peux couper avec les couteaux de l'asile, dit-elle, cela me laisse tranquille ; mais je ne réponds pas pour les instruments aiguisés et plus tranchants, surtout si je me trouvais en face d'une personne qui n'ait pas d'empire sur moi. »

Observation VI

(Résumée d'après Calmeil).

Empruntée à la thèse de Bellet (1).

Glénadel, ayant perdu son père dès son enfance, fut élevé par sa mère qui l'adorait. A seize ans, son caractère, jusque-là sage et soumis, changea. Il devint sombre et taciturne. Pressé de questions par sa mère, il se décida enfin à un aveu : « Je vous dois tout, — lui dit-il, — je vous aime de toute mon âme ; cependant, depuis quelques jours, une idée incessante me pousse à vous tuer Empêchez que, vaincu à la fin, un si grand malheur ne s'accomplisse ; permettez-moi de m'engager. » Malgré des sollicitations pressantes, il fut inébranlable dans sa résolution, partit et fut bon soldat. Cependant, une volonté secrète le poussait sans cesse à déserter pour revenir au pays tuer sa mère. Au terme de son engagement, l'idée était aussi forte que le premier jour. Il contracta un nouvel engagement. L'instinct homicide persistait, mais en acceptant la substitution d'une autre victime. Il ne songe plus à tuer sa mère ; l'affreuse impulsion lui désigne nuit et jour sa belle-sœur. Pour résister à cette seconde impulsion, il se condamne à un exil perpétuel.

Sur ces entrefaites, un compatriote arrive à son régiment. Glénadel lui confie sa peine : « Rassure-toi, — lui dit l'autre, — le crime est impossible, ta belle-sœur vient de mourir ». A ces mots, Glénadel se lève comme un captif délivré ; une joie le pénètre ; il part pour son pays qu'il n'avait pas revu depuis son enfance. En arrivant, il aperçoit sa belle-sœur vivante. Il pousse un cri, et l'impulsion terrible le ressaisit à l'instant comme une proie. Le soir même il se fit attacher par son frère : « Prends une corde solide, attache-moi comme un loup dans sa grange et va prévenir M. Calmeil... » Il obtint de lui son admission dans une asile d'aliénés. La veille de son entrée, il écrivait au Directeur de l'établissement :

(1) Thèse de Bordeaux. 1898. Vratch. 1898.

« Monsieur, je vais entrer dans votre maison. Je m'y conduirai comme au régiment. On me croira guéri par moments, peut-être, je feindrai de l'être. Ne me croyez jamais ; je ne dois plus sortir sous aucun prétexte. Quand je solliciterai mon élargissement, redoublez de surveillance : je n'userai de cette liberté que pour commettre un crime qui me fait horreur ».

Observation VII

(de M. Ch. Vallon)

Communiquée à la Société médico-psychologique
Séance du 25 novembre 1895.

Tentative d'homicide volontaire sur la personne d'une fille publique. — Un acte accompli sous l'influence d'une obsession pathologique.

M. X..., de 19 ans, est originaire du Midi. Il a une physionomie vive et plutôt intelligente. On ne constate chez lui d'autre anomalie qu'une asymétrie du front : la moitié droite est aplatie et plus étroite que la moitié gauche. Jusqu'à l'âge de 15 ans, X... a fréquenté l'école ; c'était un bon élève : il avait des prix et a obtenu son certificat d'études. Il a appris et exercé le métier de serrurier dans son pays natal ; il habitait chez ses parents. Au mois de juin de l'année dernière, il est venu à Paris, il est d'abord demeuré chez sa tante. Ne trouvant pas de travail comme serrurier, au bout de trois mois il s'est décidé à entrer comme employé dans une rôtisserie ; il était logé chez son patron.

Les renseignements recueillis sur X... le représentent comme rêveur, taciturne, peu communicatif, mais comme un garçon honnête, rangé, n'ayant pas de mauvaises fréquentations ; sortant peu, il lisait beaucoup, il ne se grisait pas, mais buvait cependant volontiers de l'absinthe de temps à autre. Il n'a jamais encouru de condamnation.

Depuis son arrestation et son incarcération à Mazas, X... s'est

(1) Rapportée par M. Serbsky (psychopathologie médico-légale).

toujours montré calme et lucide. Au cours de divers interrogatoires que je lui ai fait subir, il a toujours très correctement répondu à mes questions, et cela sur le ton de la plus entière sincérité. Il a habituellement l'air plutôt doux ; mais par moments, cependant, les yeux grands ouverts, il regarde fixement et sa physionomie a alors quelque chose de méchant. Il ne varie pas dans les explications, qui peuvent se résumer ainsi : Depuis la fin de juillet, il était obsédé par l'idée fixe de tuer une fille publique, une fille publique et pas une autre femme. Cette idée s'était développée petit à petit, sans qu'il puisse préciser le moment où elle lui est venue pour la première fois. Il ne s'explique pas le pourquoi de cette idée, n'ayant jamais eu de sa vie à se plaindre d'aucune fille publique. D'abord, il a essayé de repousser l'idée homicide, mais tous ses efforts ont été inutiles ; celle-ci s'est peu à peu complètement emparée de son esprit, elle s'est implantée malgré lui dans son cerveau. Il avait envie de tuer une fille publique, mais sans réfléchir à la façon dont il la tuerait ; il ne voyait pas par avance la scène du meurtre, il ne se figurait pas non plus y assister. Il souffrait horriblement ; c'était suivant son expression, « comme une névralgie au niveau des tempes ». Il lui arrivait quelquefois, auparavant, d'éprouver une douleur en ce point, comme un serrement, mais jamais aussi intense. La douleur n'était pas continue, mais revenait à intervalles rapprochés. Il ne pouvait même plus dormir. La vie étant devenue insupportable dans ces conditions, il a pris le parti, pour en finir, de tuer une fille publique quelconque ; il a donc acheté un poignard à cette intention. Néanmoins, pendant quelques jours encore, il a pu résister ; tout le temps il se faisait cette réflexion : « Si je suis pris, je serai condamné. » Enfin, le 4 août, n'y tenant plus, le soir vers neuf heures, après la fermeture de la rôtisserie, où il était employé, il est sorti, bien résolu cette fois à tuer la première femme qui le raccrocherait. Il s'était armé d'un revolver chargé à six coups qu'il possédait depuis longtemps, et du poignard acheté quelques jours auparavant.

Il a descendu le boulevard Saint-Michel, puis il a suivi les boulevards Sébastopol, Saint Martin, des Filles du Calvaire, toujours obsédé par la même idée, souvent arrêté par des filles publiques, mais résistant toujours. Ce n'est qu'arrivé au coin du boulevard

Baumarchais et de la rue Saint-Sabin, qu'une fille l'ayant accosté et sollicité plus que les autres, il a fini par céder.

Ils sont allés à l'hôtel. Après avoir causé un peu, à un moment, sans rien dire, il la frappa d'un violent coup de stylet. Puis il commença à la frapper avec rage dans le dos, sur les côtés et sur les bras ; il sortit un revolver de sa poche et en déchargea deux coups à bout portant. La fille réussit à se dégager et en profita pour ouvrir la porte de la chambre. Elle courut se réfugier dans le bureau. Quant à son agresseur, il s'enfuit. Les gens de l'hôtel ne l'inquiétèrent pas, sans doute dans la crainte d'attirer sur la maison l'attention de la police.

X..., se rappelle très bien les péripéties du drame. Avant de frapper il était tourmenté, anxieux ; pendant qu'il donnait les coups, il éprouvait du plaisir, cela lui faisait du bien. Le crime commis, il a poussé un soupir comme s'il était déchargé d'un grand poids. Quand le garçon d'hôtel est arrivé, tout d'un coup il s'est rendu compte de la gravité de ce qu'il venait de faire ; effrayé, il a remis son revolver dans sa poche, puis il a descendu rapidement l'escalier en criant : « Arrêtez, arrêtez ». Il ne sait pas pourquoi il criait ainsi ; à ce moment, il avait un peu perdu la tête. Une fois dans la rue, il a recouvré un calme complet. Tranquillement, il s'en est allé ; les gens de l'hôtel auraient pu facilement l'arrêter s'ils avaient voulu. Il est rentré chez son patron et s'est immédiatement couché ; à peine au lit il s'est endormi et a reposé paisiblement jusqu'au matin, lui qui les jours précédents ne pouvait trouver le sommeil.

Le lendemain il s'est mis au travail comme d'habitude ; il se sentait à l'aise. Cet état de satisfaction a duré cinq ou six jours ; pendant ce laps de temps il ne pensait nullement au meurtre qu'il avait tenté de commettre. Puis le remords est venu. Il se disait qu'il avait commis un crime ; il avait des regrets ; et tout de suite, il a eu l'idée de se dénoncer. S'il ne l'a fait plus tôt, c'est qu'il songeait à ses parents, à la peine qu'ils allaient avoir en apprenant sa conduite ; cette pensée le retenait. Mais ç'a été plus fort que lui, il a été obligé de se dénoncer. Il n'a pas plus pu s'empêcher de se dénoncer, qu'il n'avait pu s'empêcher de frapper. Il souffrait d'avoir commis une mauvaise action, mais c'était une toute autre souffrance que celle qu'il éprouvait quand il était tourmenté par l'idée de tuer une fille publique : avant la crise, c'était une souffrance physique ; après, c'était une souffrance morale. X..., explique très bien cette différence. Il n'a pas eu le courage d'aller se dénoncer lui-même, et alors il eut l'idée d'écrire au commissaire et de signer ses lettres d'un nom quelconque.

La crise pathologique qu'a traversée X..., a été courte, elle n'a pas duré plus d'une dizaine de jours en tout. Mais cette obsession homicide n'est pas la seule qui ait assailli X... au cours de son existence.

Il y a deux ans, juste à la même époque, dans la première semaine du mois d'août, il a éprouvé une obsession suicide. A cette époque il était chez son père. Un beau jour, sans aucun motif, sans qu'il puisse s'expliquer pourquoi, l'idée de se tuer lui est venue et s'est peu à peu implantée dans son cerveau. Cette obsession suicide est née, s'est développée identiquement de la même façon que l'obsession homicide ; elle s'est accompagnée de la même anxiété, des mêmes sensations douloureuses de serrement dans les tempes. Comme cette fois aussi, pendant une huitaine de jours, X... a lutté contre l'idée qui l'envahissait et dont il comprenait l'absurdité. Enfin, au bout d'une semaine, n'y tenant plus, il s'est armé d'un revolver et s'est rendu dans un champ, bien décidé à se tuer ; mais, malhabile à manœuvrer une arme, au moment où il allait diriger le canon contre lui, un coup est parti ; le bruit de la détonation a brusquement changé le cours de ses idées ; il est rentré chez lui en courant, pâle, la figure toute bouleversée ; il a raconté à ses parents ce qu'il venait de faire, ce qui se passait en lui depuis quelques jours, et ceux-ci l'ont conduit à un médecin.

X... ne s'est jamais surmené, ni physiquement ni intellectuellement ; il n'a jamais fait de maladie grave ; il n'avait aucun chagrin ; mais il existe chez lui une prédisposition héréditaire des plus accusées. Sa grand'mère paternelle et son père ont été atteints tous les deux de troubles mentaux.

La prédisposition héréditaire ne s'est pas traduite chez X... seulement par des obsessions, mais encore par un état permanent de déséquilibration mentale ; inégalité de caractère extraordinaire. A Mazas, il est parfois d'une gaîté tout-à fait hors de circonstance, ne paraissant nullement s'inquiéter de la grave imputation qui pèse sur lui ; par moments, sa physionomie prend un aspect méchant.

Observation VIII

(de Marc)

Rapportée par Ritti (1).

Dans une maison respectable d'Allemagne (Humboldt), une mère de famille rentre chez elle. Une domestique contre laquelle on n'avait jamais eu le moindre sujet de plainte paraît dans une grande agitation ; elle demande à parler seule à sa maîtresse, se jette à ses genoux, et lui demande en grâce de quitter sa maison. Sa maîtresse, étonnée d'une semblable demande, veut en connaître le motif : elle apprend que toutes les fois que la malheureuse domestique déshabille l'enfant de cette dame, elle est frappée de la blancheur de ses chairs, elle éprouve le désir presque irrésistible de l'éventrer ; elle craint de succomber et préfère s'éloigner.

Observation IX

Empruntée à Magnan.

Un fabricant de moulures, P..., Célestin, âgé de 38 ans, qui, dans un accès mélancolique, avait été placé à l'asile Sainte-Anne, avait depuis huit ans, des idées d'homicide ; tantôt il se sentait poussé à couper le cou d'un de ses ouvriers, d'autres fois il était poussé à tuer ses enfants ; la vue d'un instrument tranchant suffisait à réveiller ses obsessions dont il ne pouvait se rendre maître. Parfois encore, parlant à quelqu'un, il avait l'idée de l'étrangler et s'empressait de baisser les yeux. Quelque temps avant l'accès mélancolique, l'impulsion homicide était devenue tellement pressante que pour ne pas succomber, après avoir remis à sa mère tous ses outils, tous ses instruments tranchants, il s'enfuit pour ne rencontrer personne,

---

(1) Dict. encyclopédique. art. : Folie avec conscience.

en plaine campagne, dans les lieux les plus solitaires, mangeant du pain et du fromage pour ne pas avoir besoin de couteau et ne buvant que de l'eau pour éviter toute nouvelle cause d'excitation. Enfin il avait fini par se faire attacher. Il avait, en outre, ce qui est fréquent chez de tels malades, des idées de suicide.

Observation X

(De Michu, empruntée à Esquirol)

Une femme de la campagne, âgée de 24 ans, d'un tempérament bilieux-sanguin, ayant des mœurs simples et de bonnes habitudes, mais peu communicative, était accouchée de son premier enfant depuis dix jours lorsque, subitement, ayant les yeux fixés sur lui elle se sentit agitée par le désir de l'égorger. Cette idée la fit frémir; elle porta aussitôt l'enfant dans son berceau et sortit afin de se soustraire à ce funeste penchant. Rentrée chez elle, auprès de ce petit être qui réclamait son sein, elle éprouva l'impression qui la portait à lui donner la mort : elle s'éloigne de nouveau, elle porta ses regards vers le ciel, se rendit à l'église et se mit en prières.

« La journée n'avait été pour cette malheureuse qu'un combat entre l'idée d'ôter la vie à son enfant et la crainte de succomber à son penchant. Elle garde jusqu'au soir le secret de ses agitations. Ce fut son curé, vieillard respectable qui, le premier, reçut sa confidence. Ce digne ecclésiastique l'entretint dans les espérances que donne la religion et, en homme aussi prudent qu'instruit, il lui conseilla de prendre les avis d'un médecin et la fit surveiller jusqu'au lendemain. Arrivé près de la malade, continue M. Michu, elle me parut sombre, et son air annonçait la honte de sa position. Questionnée sur la tendresse qu'elle devait avoir pour son enfant, elle nous répondit : « Je sens bien qu'une mère doit aimer son enfant ; si je ne l'aime pas, cela ne dépend pas de moi ».

Rien digne d'être noté ne s'offrit à notre examen, continue ce médecin, si ce n'est la constipation et la diminution de l'appetit .. Nous insistâmes pour que l'enfant fût éloigné de sa mère. Huit jours ne s'étaient pas écoulés que la malade revint à des dispositions plus heureuses. Elle vit son enfant, mais on jugea convenable de le laisser avec sa nourrice. »

Observation XI

(Empruntée à Esquirol)

Appelé par les devoirs de ma vocation auprès d'une malheureuse femme qui, me dit-on, se trouvait dans la situation la plus déplorable et poursuivie par l'idée d'égorger son enfant, je me rendis auprès d'elle, et là, seul avec la personne avec laquelle elle avait entamé la confidence, j'écoutai son récit et lui adressai diverses questions touchant son état. Je dois dire d'abord que la personne dont il s'agit, âgée de 25 à 26 ans, est d'une complexion extraordinairement forte et très colorée ; elle est mère de deux enfants, dont le plus âgé a 4 à 5 ans. Quand je la vis, la première fois, elle était dans un état difficile à décrire. On aurait dit une criminelle qu'on allait conduire au supplice. Ses yeux étaient rouges et enflammés par suite des larmes qu'elle avait versées. Je la rassurai du mieux qu'il me fut possible, lui témoignant le plus vif intérêt. Lorsqu'elle fut un peu remise, elle me raconta qu'étant un jour à laver du linge à la rivière, des femmes avaient fait une histoire (c'était précisément celle de la fille Cornier). Elle se retira sans aucune impression fâcheuse ; mais, le lendemain, voyant son fils aîné près d'elle, elle devint inquiète, agitée ; elle entendit quelque chose (ce sont ses propres expressions) qui lui avait dit : « Prends-le, tue-le ». Dès lors, c'est-à-dire depuis un mois, elle fut tourmentée de ce même désir d'égorger son enfant ; elle lutta vainement pour l'éteindre, il existait encore. Peu de jours après le récit de l'histoire précitée, elle se trouva seule avec l'enfant ; il y avait dans la cuisine un grand couteau destiné à couper la viande (désigné dans le pays sous le nom de marassin) ; alors l'idée de tuer s'était présentée à elle avec plus de force, et, pour ne pas la mettre à exécution, elle avait pris le marassin dans un tablier et était allée le jeter à la rivière. Poursuivie par la même idée, qui l'empêchait de dormir et qui ne la quittait ni jour ni nuit, elle avait tenté à plusieurs reprises de s'empoisonner, comme étant le meilleur moyen de résister à la fatalité qui semblait la pousser. Sa belle-mère, demandant le marassin et s'occupant de le chercher, la jeune femme dit que c'était inutile et fit connaître son secret. Lorsque je la vis, je lui demandai si elle avait quelque sujet de mécontentement dans sa maison; elle répondit qu'elle n'avait à se plaindre de personne : si elle avait quelque préférence pour l'un de ses enfants? elle m'assura que si elle en avait, c'était précisément pour celui qu'elle était portée à égorger, et qu'elle ne pouvait voir depuis un mois sans être frappée de cette idée : « Il faut que tu le tues ! tue-le donc ! » etc. Je demandai ce qu'elle pensait de cela, désirant savoir si elle n'était pas dominée par quelque idée de superstition ou de fanatisme; elle me répondit là-dessus d'une manière si précise que j'en fus moi-même étonné. J'insistai en parlant d'Abraham, de Jésus-Christ (c'était la veille du vendredi saint), et je demandai si, par hasard, elle n'attacherait pas à son projet quelque idée de sacrifice; elle me répondit fortement que non; qu'elle savait bien que Dieu ne commandait pas un tel sacrifice, et que c'était bien là ce qui l'avait retenue. Je la rassurai du mieux qu'il me fut possible, et comme elle me dit qu'elle ne faisait que pleurer et prier, je lui recommandai de ne faire que de courtes prières et de ne lire que peu et souvent de très bonnes choses.

« Un jour, la malheureuse, résolue toujours à se détruire, sortit de chez elle pour aller chercher de l'eau-forte, et ne fut arrêtée que parce qu'elle se dit à elle-même, chemin faisant : « Pourtant, que dira-t-on de moi ? » Cette idée la fit rétrograder, et elle rentra chez elle, où elle s'abandonna à toute la violence de son désespoir.

Observation XII

(Empruntée à Esquirol)

Un homme âgé de 45 ans environ, habitant la campagne, ayant une fortune honorable et jouissant d'une bonne santé, conduit par un jeune médecin, vint me consulter pendant le mois de juillet 1826. Il me donne lui-même les détails qu'on va lire. Rien n'annonçait chez lui le plus léger désordre de la raison ; il répondit avec précision à toutes mes questions, qui furent nombreuses.

Il avait lu l'acte d'accusation de la fille H. Cornier sans y faire une trop grande attention. Cependant, pendant la nuit, il est réveillé en sursaut par la pensée de tuer sa femme couchée à côté de lui. Il déserte son lit, se promène pendant une heure, après quoi, n'éprouvant plus la même inquiétude, il se couche et se rendort ; depuis trois semaines ce même phénomène s'est reproduit trois fois, toujours pendant la nuit. Pendant le jour, ce malade fait beaucoup d'exercice, se livre à des occupations nombreuses habituelles et n'a que le souvenir de ce qu'il a éprouvé dans la nuit. Il est d'une taille élevée, d'un embonpoint ordinaire; son teint est jaune, un peu coloré ; il n'a jamais été malade et a toujours prospéré ; il n'a point de mécontentement, point de sujet de jalousie de la part de sa femme, qu'il aime, avec laquelle il n'a jamais eu la moindre discussion. C'est une idée qui s'empare de lui pendant le sommeil.

Il assure qu'il n'éprouve d'autre douleur physique qu'une légère céphalalgie ; il est triste et chagrin d'un pareil état ; il a quitté sa femme, craignant de succomber, et il est très disposé à tout faire pour se délivrer de cette affreuse affection.

Observation XIII

(Empruntée à Esquirol)

Un paysan, né à Krumbach, en Souabe, de parents qui ne jouissaient pas de la meilleure santé, âgé de 27 ans et célibataire, était sujet depuis l'âge de 8 ans à de fréquents accès d'épilepsie. Depuis 2 ans, sa maladie a changé de caractère, sans qu'on puisse en alléguer de raison ; au lieu d'accès d'épilepsie, cet homme se trouve depuis cette époque, attaqué d'un penchant irrésistible pour le meurtre.

Il sent l'approche de son accès plusieurs heures, quelquefois un jour avant l'invasion. Du moment où il a ce pressentiment, il demande avec instance qu'on le garrotte, qu'on le charge de chaînes pour l'empêcher de commettre un crime. « Lorsque cela me prend, dit-il, il faut que je tue, que j'étrangle, ne serait-ce qu'un enfant ». Sa mère et son père que, du reste il chérit tendrement, seraient, dans ses accès, les premières victimes de son penchant au meurtre. « Ma mère, s'écrie-t-il d'une voix terrible, sauve-toi ou il faut que je t'étouffe ».

Avant l'accès il se plaint d'être accablé par le sommeil, sans cependant pouvoir dormir; il se sen ttrès abattu et éprouve de légers mouvements convulsifs dans les membres. Pendant les accès, il conserve le sentiment de sa propre existence ; il sait parfaitement qu'en commettant un meurtre, il se rend coupable d'un crime.

Lorsqu'on l'a mis hors d'état de nuire, il fait des contorsions et des grimaces effrayantes, tantôt chantant, tantôt parlant en vers. L'accès dure d'un à deux jours. L'accès fini, il s'écrie : « Déliez-moi, hélas ! j'ai bien souffert, mais je m'en suis tiré heureusement, puisque je n'ai tué personne. »

Observation XIV

(Empruntée à Esquirol).

Désiré F..., âgé de 42 ans, entre à l'asile Sainte-Anne après une tentative de suicide. Sa femme raconte que, depuis plusieurs années, brusquement, sans motifs, il casse des assiettes ou des verres ; il exprime aussitôt ses excuses en disant : « C'est la maladie ; je ne puis pas éviter cela ». D'autres fois l'impulsion est plus dangereuse il s'empare d'un couteau ou d'un bâton et s'élance vers sa fille aînée, qui, très vigoureuse et très alerte, est parvenue jusqu'ici à échapper à ses coups. Il aime beaucoup sa fille, se désole, et c'est sous le coup de ses regrets qu'il attente à sa vie.

Observation XV

(Empruntée à Esquirol)

F..., femme R..., âgée de 23 ans, est depuis cinq ans poussée à la vue d'un couteau à frapper quelqu'un, et depuis quelque mois elle est, de temps à autre, obsédée par l'idée de tuer une de ses voisines qu'elle aime beaucoup. Dans ses paroxysmes, elle lutte, résiste, s'angoisse ; son visage s'injecte, sa physionomie s'altère et un jour, sa voisine, prise de peur, s'enfuit sans même se douter du danger qu'elle courait. F... reste enfermée 48 heures dans sa chambre pour ne pas succomber à l'impulsion ; elle brûle ses couteaux, brise d'autres instruments tranchants, va se confesser et finit par faire une tentative de suicide pour échapper à l'obsession homicide. Elle est également parfois poussée à mordre ; elle quitte un jour un omnibus pour ne pas mordre une femme placée à côté d'elle ; arrivée à la maison, le besoin de décharge est tellement puissant qu'elle se mord profondément le bras et reconquiert aussitôt le calme.

Observation XVI

(Empruntée à Esquirol)

Une femme de 30 ans, longtemps en proie à la crainte de la rage et à la crainte d'être assassinée, est vivement émue par le crime de Pranzini et, depuis lors, est poursuivie par l'idée de trois cadavres à la gorge ouverte. Cette image vient à chaque instant à son esprit et, peu à peu, elle est obsédée par l'idée de couper le cou à son mari et à son fils. Elle se débat, dit-elle, elle se raidit, s'insurge contre cette horreur, qui devient bientôt plus pressante. Elle est prise alors d'une angoisse inexprimable, elle suffoque ; son cou est serré comme par une main de fer, ses yeux se troublent, son cœur bat avec violence. Elle résiste encore, mais sa main, qui parfois saisit, malgré elle, le couteau, s'abat avec force et se brise sur un meuble. Il y a alors un soulagement, une détente.

Observation XVII

(De Magnan)

C... (Albert) dégénéré. Tout jeune il s'est senti poussé à voler, il essayait de résister, mais il éprouvait de la tristesse et, au contraire, de la satisfaction quand il avait saisi l'objet qu'il convoitait. Plus tard, vers 14 ans, l'impulsion devient irrésistible ; il a conscience de ses vols, il lutte pour ne pas succomber, mais dès qu'il aperçoit des pièces de monnaie, l'idée de les prendre s'empare de son esprit, l'obsède, il ne peut plus penser à autre chose. Si la présence d'un témoin, si un obstacle quelconque l'empêche de réaliser le vol, il devient inquiet, anxieux, angoissé, il cesse tout travail, sa tête s'alourdit, il ne répond pas quand on lui parle et se retire chez lui Lorsqu'au contraire il peut entrer en possession de l'argent, qu'il l'a dans la main, il éprouve un grand soulagement. Bientôt après survient le remords. Il ne garde pas ce qu'il a pris, il ne collectionne pas, contrairement à d'autres kleptomanes, les objets qu'il a volés ; il s'en dessaisit assez rapidement, il achète des futilités qu'il distribue à ses camarades ; parfois, honteux et attristé de son vol, il remet en place l'argent qu'il a volé. La kleptomanie n'est pas le seul syndrôme épisodique présenté par ce dégénéré, la susceptibilité morbide de certains centres donne lieu à des manifestations non moins intéressantes.

Observation XVIII

(De Magnan)

Un dégénéré de 55 ans, qui avait déjà été en proie à diverses obsessions (vol, suicide, homicide), avait été également obsédé par l'idée de mettre le feu. Un jour, sans nul motif, il saisit le chandelier et, malgré tous ses efforts pour résister, il approche la flamme de plusieurs pièces de linge suspendues dans la chambre et provqua ainsi un commencement d'incendie. La vue des flammes exerce une détente et aussitôt il s'empresse d'aider à éteindre le feu.

Observation XIX

(De Magnan)

Une femme de 44 ans, ayant eu l'idée de suicide, se sent parfois poussée à mettre le feu chez elle ; elle résiste avec peine à cette impulsion ; elle est obligée de fuir la maison pour se débarrasser de l'obsession.

Observation XX

(De Magnan)

Un garçon de 12 ans met, sans nul motif, le feu à la cave, où se trouvent du bois et des cartons ; il avait, dit-il, longtemps résisté ; mais c'était plus fort que lui : il ne comprend pas, dit-il, pourquoi il a fait cette bêtise.

Observatipn XXI

(De Magnan)

Une dégénérée de 29 ans, Marie D..., entrée à l'asile Sainte-Anne le 16 juillet 1889, à la suite d'un accès mélancolique avec tendances au suicide, présentait depuis plusieurs années l'obsession du mot grossier et l'impulsion à le répéter. Pendant ses prières, des injures adressées à Dieu survenaient brusquement dans son esprit et s'échappaient, malgré elle, de ses lèvres. Plus tard, la préoccution du mot prend un autre caractère.

Un jour, voyant passer un chien, le désir de copulation avec cet animal s'empare de son esprit ; honteuse, très émue, elle se reproche vivement de pareilles pensées ; mais l'idée venue persiste et ne disparaît que lorsqu'elle a pu voir un autre animal, un cheval, dont l'image superposée à la première semble l'effacer. A partir de ce moment, si, dans ses lectures, se trouve le mot chien, elle est prise d'angoisse jusqu'à ce qu'elle ait pu lire le nom d'un autre animal, bœuf, cheval, mouton, etc. ; elle a, du reste, la précaution de tenir près d'elle un dictionnaire qui lui permet de trouver promptement le mot qui la préserve de son idée extravagante. Quand elle a pu superposer cette seconde image graphique (cheval ou mouton) à la première (chien), elle se sent soulagée et se calme immédiatement.

Observation XXII

(Observation de Lasègue)

Rapportée par Magnan

Il s'agissait d'un jeune homme (moins de 30 ans), appartenant à une famille honorable, jouissant lui-même d'une situation enviée, comme secrétaire d'un personnage politique de cette époque. Il était distingué d'esprit et de formes, et son éducation le rattachait au meilleur monde.

L'autorité avait été informée, par des plaintes multiples, d'un scandale qui se renouvelait dans les églises, toujours vers la tombée de la nuit. Un jeune homme, dont on donnait le signalement, se présentait subitement devant une femme en prière dans l'église, alors peu fréquentée ; il étalait ses organes génitaux sans prononcer une parole et disparaissait dans l'ombre après une courte apparition.

La surveillance était difficile, à cause du nombre des endroits où elle devait s'exercer. Un soir, cependant, cet étrange fantaisiste fut arrêté à Saint-Roch, au moment où il se livrait à son exercice périodique devant une vieille religieuse, qui poussa un cri et éveilla l'attention du gardien. Le délit était si singulier que le parquet demanda un examen médical.

J'eus avec le prévenu de longs entretiens, dont je ne pus dégager que quelques indices. L'impulsion était invincible ; elle se reproduisait périodiquement aux mêmes heures, jamais dans la matinée ; elle était précédée d'une anxiété qu'il attribuait à une sorte de résistance intérieure. L'enquête, poursuivie avec une sollicitude concevable, ne fournit que des documents négatifs. Tout était irréprochable, sauf les faits qui avaient motivé l'arrestation.

Observation XXIII

(de Magnan)

Victor B..., âgé de 27 ans, est né d'une mère névropathe et d'un père ivrogne, brutal, en proie à des paroxysmes de fureur ; il a une sœur hystérique et un frère alcoolique ; trois oncles paternels s'adonnent aux boissons alcooliques ; un cousin paternel est buveur et excentrique ; une cousine est affectée d'hystérie. Quant à lui, il s'est montré à l'école laborieux et intelligent ; il a été, de bonne heure, employé aux télégraphes et s'est acquitté régulièrement de sa tâche : toutefois, dès l'âge de 11 ans, il se livrait à l'onanisme solitaire ou réciproque ; à 13 ans, il s'est senti poussé à se montrer aux femmes ; il se rapprochait d'un mur au tournant d'une rue, comme pour uriner, et s'efforçait d'attirer, sur ses organes génitaux, les regards des femmes qui passaient ; l'exhibition, toujours agréable, s'accompagnait ensuite de remords. B... se reprochait cet acte ; il s'efforçait souvent de résister au désir, mais celui-ci devenait pressant et il ressentait alors un grand malaise qu'il caractérise en disant : « J'éprouvais comme un empêchement à respirer » C'est, en effet, le serrement, la pression, la barre, à la base de la poitrine, dont s'accompagne l'angoisse dans l'obsession et l'impulsion.

Etant soldat, il lui est arrivé fréquemment, sous divers prétextes, de montrer la verge à ses camarades, et une fois entre autres : « Voilà, disait-il, moi, je n'ai pas la vérole ».

Il a eu, à partir de 17 ans, des relations avec les femmes, et prenait plaisir à se montrer nu devant elles. A Paris, il s'arrêtait à l'entrée des urinoirs, les organes hors du pantalon.

Désappointé quelquefois par l'absence de spectatrices, il a eu l'idée de pratiquer son étalage dans les églises, où il est certain, dit-il, d'avoir la satisfaction d'être vu par des femmes ; mais, ajoute-t-il, il n'avait le courage d'y entrer qu'après s'être remonté par quelques verres d'absinthe. Il s'était déjà exhibé quatre ou cinq fois dans diverses églises, lorsqu'au commencement de l'année dernière, il a été arrêté dans l'église Saint-Germain-l'Auxerrois, au moment où, assis sur une chaise, il se montrait, après s'être déboutonné, à une jeune fille placée près de lui

Un rapport de M. Motet fut suivi d'une ordonnance de non-lieu.

Il était bien décidé à ne plus recommencer, mais renvoyé des télégraphes après l'aventure de Saint-Germain-l'Auxerrois, triste, découragé, il s'était adonné de plus en plus aux boissons alcooliques et la résistance aux obsessions devenait de plus en plus difficile.

Vers le 15 janvier dernier, après quelques excès d'absinthe, il entre à l'église Saint-Joseph et s'asseoit. « La présence, écrit-il dans une note, de deux petites filles qui vinrent s'asseoir au rang des chaises en avant de moi, me pousse à me montrer de nouveau et même à me masturber, sans que j'éprouve le désir de posséder ces petites filles, désir que je n'avais pas eu davantage les autres fois ».

Arrêté immédiatement, très attristé, il exprime ses vifs regrets de ce qu'il vient de faire ; il en reconnaît la gravité et ne peut pas comprendre, ajoute-t-il, comment il a pu se laisser aller à commettre de pareilles énormités. Après une ordonnance de non-lieu, il est transféré à Sainte-Anne.

Aujourd'hui il est en bonne voie d'amélioration ; il ne témoigne aucune impatience pour quitter l'asile où il fait un traitement hydrothérapique. Il reconnaît avoir besoin du régime et de l'hygiène de l'établissement, afin de perdre ses habitudes d'intempérance, régulariser sa vie et retrouver assez de force de caractère et de volonté pour ne plus être exposé, quand il rentrera dans la société, à provoquer de nouveaux scandales.

Observation XXIV

(De Magnan.)

Un dégénéré, Edouard R..., âgé de 15 ans, hypospade, convulsivant dans sa première enfance, était pris, depuis deux ans, de priapisme avec érection, et purement spinal, sans idée de rapprochement sexuel; il avait plusieurs fois essayé, mais sans succès, de faire cesser l'excitation par l'onanisme ; l'érection sans nouveaux attouchements se reproduisait presque aussitôt.

Depuis trois mois, il éprouve de l'attrait à la vue de la femme ; il se rend dans une maison de tolérance et, malgré son vif désir de copulation, il reste absolument frigide. A quelques jours d'intervalle, il recommence l'expérience, cette fois avec succès, mais, dit-il, sans aucune satisfaction. Depuis six semaines, il se sent poussé, dès qu'il aperçoit une femme, jeune ou vieille peu importe, même une petite fille, non pas à rechercher des relations avec elle, mais à se masturber sous ses yeux, et, à quatre reprises, malgré la conscience parfaite de l'obscénité de l'acte, malgré l'idée très nette des punitions qu'il encourt, il ne put, dit-il, s'empêcher devant une femme d'exhiber ses organes génitaux et de se masturber.

Observation XXV

(De Magnan.)

Il s'agit d'un garçon de 21 ans qui se fit un jour arrêter sur un banc pendant que, d'un coup de ciseaux, il détachait de son bras gauche un large fragment de peau. Interrogé sur les motifs de cette mutilation, il déclare que depuis plusieurs jours il était à la poursuite d'une jeune fille à la peau blanche et fine, avec l'ardent désir de lui tailler au cou un lambeau de peau et de le manger.

Ses antécédents héréditaires sont très chargés : son grand-père paternel était alcoolique. Son père est mort d'apoplexie, et pendant sa vie il avait été sujet à des accidents épileptiques : c'étaient des accès de sommeil qui survenaient subitement ; quelquefois des absences pendant lesquelles il ne savait plus ce qu'il faisait, il pâlissait tout à coup et se laissait aller à terre ; un jour il a été ramassé par un fonctionnaire devant lequel il venait de s'affaisser. La première nuit de ses noces, il aurait eu une attaque avec perte de connaissance et secousses dans les membres ; et le premier mois du mariage s'est passé sans approches sexuelles qui, du reste, ont été toujours fort rares.

Une sœur du malade a toujours été déséquilibrée, n'a pu apprendre aucun métier, a mené une vie déréglée et plus tard, changeant brusquement de conduite, elle est entrée dans un couvent.

La mère est bien portante. L... aurait eu le carreau dans son enfance et il a uriné au lit jusqu'à l'âge de dix-sept ans.

Dès son jeune âge, il a été considéré comme un être malfaisant : placé chez un boucher, il s'amuse à ouvrir tous les becs de gaz, provoque une explosion qui blesse une femme. L'abbé Roussel, dans la maison duquel il était entré, a dû le renvoyer après une escapade. Dans une maison de correction, il a failli tuer un de ses jeunes camarades.

A plusieurs reprises, il se fait arrêter pour vagabondage ; toutes les fois que sa mère lui adresse quelque reproche, il est poussé, dit-il, à la frapper, mais ne l'a jamais fait. Il s'est adonné de très bonne heure à l'onanisme et, plus tard, il s'est livré à la pédérastie. Dès l'âge de six ans, la vue d'une jeune fille ou d'un jeune garçon, à la peau fine et délicate, provoquait chez lui une certaine excitation génitale et le désir de mordre et de manger un morceau de leur peau.

A partir de treize ans, les jeunes filles seules, à condition qu'elles soient jolies, deviennent l'objet de ses convoitises. Cependant, un jour, en caressant la tête d'un cheval, il ne put résister au besoin de mordre, après l'avoir léchée, la peau fine des naseaux. Plus tard, le souvenir de la peau fine léchée et mordue de ce cheval le poussait à l'onanisme.

Vers l'âge de quinze ans, il a commencé à se piquer en se masturbant, la douleur augmentait l'érection et hâtait l'éjaculation. Il se piquait le ventre avec une épingle, un couteau, un sabre-baïonnette et, au moment de l'orgasme génital, il enfonçait l'instrument le plus profondément possible.

L'idée obsédante de mordre et de manger la peau n'est pas provoquée seulement par la vue de jeune fille, la vue des lames tranchantes et brillantes comme les couteaux, les ciseaux qui peuvent servir à couper la peau font naître cette obsession ; cela lui porte sur le système nerveux, suivant son expression. Quand il résiste à cette force qui le pousse il est énervé, angoissé ; il a une sensation de contraction dans la région épigastrique, enfin, il est couvert de sueur quand la lutte se prolonge. Il a toujours résisté à cette obsession et jamais il n'a mordu la peau d'une jeune fille, mais il a dû beaucoup lutter et, pour ne pas succomber, il n'a pas hésité, dit-il, depuis huit mois, à tourner sa rage sur lui-même et à se couper la peau ; c'est au moment où il allait sauter sur la jeune fille qu'il a eu assez d'énergie pour interrompre sa poursuite, s'asseoir sur le banc où il a été arrêté et tourner les ciseaux contre lui-même. Un autre jour, son patron l'envoie faire une commission avec une ouvrière qu'il trouvait fort jolie ; mais pour ne pas se livrer à un acte de mutilation sur cette jeune fille, il a répandu, au moment de sortir, de l'essence de térébenthine sur une plaie, encore vive, qu'il s'était faite au bras, espérant être détourné par cette douleur aiguë de sa terrible tentation.

Sur sa photographie, on remarque cinq plaies récentes, deux sur le bras gauche, une sur le ventre et deux à la face externe du mollet gauche ; huit autres plaies en voie de cicatrisation, quatre sur le bras gauche et quatre sur le ventre ; on perçoit, en outre, de petites cicatrices presque entièrement effacées. Quelquefois, il ne se contente pas d'enlever la peau et de la manger, il coupe ensuite les parties sous-jacentes et, un jour même, il s'est fait une plaie très profonde qui atteignait presque l'os.

La poursuite de la jeune fille choisie pour subir la section cutanée provoque l'érection, mais ne s'accompagne pas du désir de posséder la jeune fille, de cohabiter avec elle ; c'est l'appétit de la peau fine et blanche qui pousse L... Dès qu'il tient le lambeau de peau entre les dents et qu'il peut la mâcher, il a une éjaculation.

Celle-ci peut se produire aussi, en dehors de la masturbation, au moment où une lame est enfoncée dans la peau. Dans tous les cas, la mutilation est précédée d'angoisse et suivie d'un grand soulagement.

Le caractère de ce malade est d'une mobilité extrême, tantôt gai, heureux, travaillant avec bonne humeur, tantôt pour la raison la plus futile, déprimé, triste, hanté par des idées de suicide. Il a même fait, dans le service, une tentative très sérieuse de strangulation à la suite d'une simple observation du surveillant.

Il présente, en même temps, des idées mystiques, il est dévôt et superstitieux, et parfois la crainte salutaire de l'enfer suffit à mettre un frein à l'onanisme.

Examiné au point de vue physique, le malade ne présente pas de stigmates physiques de dégénérescence; on remarque seulement comme chez les onanistes la forme en massue de la verge ; ses autres organes ne nous montrent rien d'anormal.

Observation XXVI

(de Bernstein)

Communiquée à la Société des neuropathologues et des aliénistes de l'Université de Moscou. (Avec la présentation de la malade). Les impulsions à dévorer les objets inusités.

Cuisinière de 43 ans, sans hérédité. En automne 1897, mélancolie avec dégoût d'aliments. Elle avala par hasard un morceau de papier qui eut sur elle une action calmante bizarre. Depuis, elle mâche et avale du papier pour calmer son angoisse. L'impulsion non satisfaite provoque un accès d'angoisse et une dépression générale.

Un mois après, elle remplace le papier par l'argile et deux mois après par du sable; elle en avalait jusqu'à un seau par jour. Les aliments étaient réduits au minimum ; épuisement et troubles intestinaux. En avril 1898, elle s'adressa spontanément à la clinique, demandant à se guérir de cette impulsion irrésistible. La privation graduelle du sable provoqua de la dépression et une sensation de brûlure au creux de l'estomac et dans la gorge ; du larmoiement, de la faiblesse générale, un ralentissement du pouls. Quelques grammes de sable supprimaient ces symptômes. Pendant les premiers jours, elle évitait de s'approcher de la fenêtre ; la vue du sable des allées provoquait de l'angoisse ; elle se faisait accompagner dans le corridor pour éviter la tentation de prendre le sable des crachoirs ; après deux semaines de séjour, l'impulsion disparut complètement.

Dans la discussion, on fait remarquer que la conscience de la malade n'a pas été abolie. *Elle critiquait les impulsions.*

Observation XXVII

(de Magnan)

Un garçon de 12 ans, Jean B..., traité à l'asile Sainte-Anne, avait par moments, sans nuls motifs, l'idée obsédante de frapper ses camarades ; quand il parvenait à se retenir, il était forcé de s'éloigner et il frappait alors contre un mur ou contre un meuble ou bien il adoptait un mode assez singulier de décharge : il marchait à quatre pattes et se sentait soulagé.

Observation XXVIII

(de Mlle Robinovitch)

Prise dans le service de M. le docteur Magnan à l'admission de Saint-Anne.

Dégénérescence mentale. — Hérédité nerveuse et vésanique. — Dépression mélancolique. — Syndrômes épisodiques. — Obsessions et impulsions.

Georges G..., 27 ans, est entré à l'admission de Sainte-Anne, le 16 mars 1897. Il a une hérédité vésanique et nerveuse très chargée. Sa grand'mère maternelle est morte à Sainte-Anne, en 1893 ; un oncle paternel est également mort atteint de vésanie ; un fils de cet oncle a été interné d'abord à Sainte-Anne, puis à Bicêtre. Il était épileptique ; après les attaques, il volait tout ce qui trouvait ; et en temps ordinaire il avait de la disposition, de la tendance au mal. Le père du malade était alcoolique et est mort tuberculeux.

La mère était méticuleuse, bizarre, très émotive et coléreuse.

Georges G... s'est montré emporté, émotif et triste dès l'âge de 10 ans. Il était sujet à des crises de nerfs, riant et pleurant sans motif, demeurant toujours triste après les rires involontaires. Il a été à l'école, mais il n'a pas appris grand'chose; il n'aimait pas le travail intellectuel, encore moins le travail manuel. En sortant de l'école, on a bien essayé de le placer comme apprenti, mais la moitié du temps il n'allait pas à son atelier ; il restait chez lui, s'enfermait dans sa chambre, ne causant à personne, demeurant des journées seul, triste, pensif ou passait le temps à lire des romans.

En 1894, on assiste chez lui à l'éclosion d'une série de phénomènes nerveux qui sont aussi étranges dans leur nature que bizarres dans leur forme.

C'est ainsi qu'il commença par éprouver des troubles de la marche ; il ne pouvait pas lever les pieds pour avancer, s'imaginant qu'ils étaient « cloués » au sol. Il reconnaissait que ce n'était qu'une idée, mais l'obsession persistait quand même. En même temps, la vue de toute chose le fatiguait, et il fermait les yeux souvent pour ne rien voir. Débarrassé de ces premières obsessions, il tomba dans une autre : quand il regardait un tableau, par exemple, son regard était attiré vers un détail particulier qui n'avait en lui-même aucune importance, ni signification, et il ne pouvait pas s'empêcher de le fixer jusqu'à épuisement. Cette obsession passée, une nouvelle apparaît : tout ce qu'il mange a un goût exagéré qui l'énerve. Une autre obsession succède à celle-ci : tout bruit l'agite surtout le bruit produit par l'ouverture ou la fermeture d'une porte ; « cela me mettait hors de moi-même », dit-il ; son attention était toujours dirigée vers la porte pour écarter les bruits qui l'énervaient et le mettait hors de lui-même. Puis, tout devint un sujet d'obsession : les bruits, la musique, les images, la lecture ; tout ce qui réclamait son attention le fatiguait.

Vers 1896, le malade fut pris aussi de folie de doute.

Quand il lisait n'importe quoi, il doutait qu'il eût bien compris ce qu'il venait de lire. En mettant son pantalon, il s'arrêtait, l'ôtait et le remettait, craignant qu'il ne fût pas mis comme il faut ; il boutonnait son gilet à moitié, puis l'enlevait et recommençait à le boutonner, cela plusieurs fois de suite. Ces doutes persistèrent jusqu'à ces jours-ci : « J'ai peur de ne pas arriver à mettre mes effets », dit-il.

Six mois avant son entrée, le malade se sentait parfois poussé à se cramponner à des objets à portée de la main. Quand il se trouvait auprès d'un objet quelconque il se mettait à le serrer avec la main. Avant de le serrer, alors qu'il s'efforçait de lutter contre cette tendance, il éprouvait un serrement au cœur et une angoisse qui disparaissaient dès la réalisation de l'impulsion.

Cette impulsion qui lui venait assez rarement au commencement finit, par la fréquence de ses répétitions, par le rendre incapable de continuer tout travail. C'est elle qui actuellement constitue surtout la maladie de G...

Dès qu'il voit un objet, il s'y cramponne de toutes ses forces ; s'il écrit, il serre le porte-plume jusqu'à ce que la fatigue l'oblige à le lâcher ; s'il se trouve auprès de la porte, il serre le bouton de celle-ci. Une fois, se trouvant auprès de sa mère, il se cramponna à ses jupes. Au mois de mars 1897, G..., se trouvant seul dans sa chambre, voulut sortir dans la rue. Il s'approcha de la porte, appréhendant d'en toucher le bouton ; puis il le saisit dans la main de toutes ses forces jusqu'à tomber à terre, épuisé. Mais voulant encore sortir il fait, par crainte de toucher au bouton fatal, sauter les panneaux de la porte, puis il fait la même chose dans la troisième chambre et sort enfin de la maison.

Ainsi, nous voyons chez ce dégénéré des symptômes épisodiques bizarres, mobiles, apparaître sous différentes formes et pour une durée variable.

Le malade présente des signes physiques de dégénérescence, notamment de l'asymétrie faciale ; il a une attitude demi-mélancolique et parle à voix basse.

Quand nous causons avec lui, expliquant que son impulsion n'est qu'une maladie, « une idée », et qu'il peut s'en débarrasser à force de volonté, il nous écoute avec beaucoup de tristesse et de scepticisme. Nous insistons et le prions de toucher à un objet quelconque, mais avec une résolution de le lâcher d'une manière normale, sans le serrer. Il essaye, mais sans succès. Nous répétons nos séances pendant des semaines, et il nous arrive assez fréquemment, quand nous insistons avec fermeté et conviction, de faire faire au malade ce que nous désirons ; mais il ajoute avec désespoir : « Alors, il me faudrait un médecin toujours auprès de moi ».

Observation XXIX

(de Magnan)

Rapportée par Kessel

La malade, dans un régiment où elle était cantinière, a contracté quelques habitudes alcooliques : « Le métier le voulait ainsi », disait-elle. Mais alors, elle buvait sans passion. A 34 ans, elle se plaignait de crampes dans l'indicateur et le pouce de la main droite avec émoussement de la sensibilité dans ces mêmes doigts.

Deux ans après, elle a eu son premier accès de tristesse, qui n'était pas un accès dipsomanique bien caractérisé ; mais, un peu plus tard, cette femme tomba de nouveau dans la tristesse. Elle pleura et se lamenta pendant deux jours comme à l'approche d'un malheur ; un gonflement de l'estomac lui occasionna des spasmes, et, pour la première fois, elle ressentit un besoin de boire qui, n'étant pas tout de suite satisfait, devient irrésistible ; elle s'enfuit de la maison pour ne pas se montrer en état d'ivresse à son entourage et courut les cabarets. Depuis, elle a, par intervalles irréguliers, des périodes de mélancolie, se manifestant surtout par un sentiment d'impuissance qui lui coupe bras et jambes ; son estomac lui semble brûlant ; elle a, sur la poitrine, comme la sensation d'une barre qui l'étoufferait. Ces phénomènes sont immédiatement suivis d'un besoin de boire.

b) *Automatiques*

Observation XXX

(d'Hommond).

Empruntée à la « Psychiatrie clinique de Serbsky »

Un américain en passant dans une rue ressentit brusquement le désir de verser de l'acide sulfurique sur la longue traîne en soie d'une dame qui passait dans cette rue. Le désir devient irrésistible; le malade prit de l'acide et brûla la robe. Il avait des remords, mais une autre dame passa, le même désir reparut et il le mit à exécution. Le malade retourne à la maison, tâche de trouver le moyen de corriger sa conduite et payer les robes des dames. Il résolut de publier le fait dans des journaux pour que ces dames vinssent réclamer leur dommage. La publication est écrite, le malade va la porter à la rédaction, mais en chemin il rencontre de nouveau une dame avec une traîne. Tout à coup vient le désir irrésistible, il court dans une pharmacie, achète de l'acide sulfurique et le verse sur la traîne. Après cela, il alla consulter le docteur Hommond, qui l'envoya faire un long voyage sur mer, voyage qui a donné de bons résultats.

Observation XXXI

(D'Esquirol)

Un homme âgé de 32 ans, d'une taille élevée, l'habitude du corps maigre, le tempérament nerveux, le caractère doux ; il a reçu une éduction soignée et cultive les arts. M... avait eu une affection cérébrale dont il était guéri depuis plusieurs mois. Arrivé à Paris depuis deux mois, il se conduit de la manière la plus régulière; il monte un jour au Palais de Justice, arrive dans la salle des Pas-Perdus, se précipite sur un avocat et le saisit à la gorge, il est arrêté, conduit en prison, et confié à mes soins le jour même de cet évènement ; à ma première visite, qui a lieu le lendemain, M... est calme, tranquille, sans colère, sans ressentiment et avait dormi toute la nuit ; ce même jour il dessine un paysage ; M... se rappelle très bien ce qu'il a fait la veille au Palais de Justice, et parle avec sang-froid ; mais il n'a aucun souvenir, ni des motifs, ni des circonstances de son action et n'en conserve aucun regret ; il répond à mes questions avec politesse, sans dissimulation et avec l'accent de la vérité : « Je suis allé au Palais de Justice comme je serais allé partout ailleurs, au Palais-Royal et aux Tuileries, comme un flâneur qui marche devant lui, sans intention et sans projet particulier ; non seulement je n'en voulais point à cet avocat, mais il m'est parfaitement inconnu, et jamais je n'ai eu ni rapport, ni affaire avec aucun avocat ; je ne comprends pas comment j'ai pu faire un pareil esclandre ; il pouvait avoir lieu pourtant ailleurs, et je ne pouvais m'adresser à tout autre individu ». Lui faisant observer qu'il n'y avait qu'une maladie instantanée qui pouvait expliquer cette action : « Vous pouvez, me dit-il, l'expliquer comme vous voudrez ; quant à moi je ne me sens pas malade, et je ne saurais dire comment cet évènement m'est arrivé. Pendant trois mois que M... a été soumis à mon observation, il ne s'est point démenti un instant, il n'a jamais déliré, jamais il n'a fait un acte inconvenant, il était poli, obligeant pour tout le monde, s'amusant à dessiner ou à lire des livres sérieux ; il préférait la solitude, mais sans affectation.

Observation XXXII

(De Magnan)

G... (Berthe), âgée de 28 ans, héréditaire dégénérée, entre à l'asile Sainte-Anne, le 17 juin 1886. L'impulsion à briser et à frapper était brusque et irrésistible. Tout à coup, au milieu du calme le plus absolu, elle projetait à terre ou sur son entourage les objets qui se trouvaient à portée de sa main ; un jour, elle lance une bouteille à la tête d'une dame qui ne lui avait fait que du bien et pour laquelle elle-même éprouvait la plus vive affection ; l'acte accompli, elle pleure, se lamente et supplie qu'on lui pardonne. Une autre fois, se promenant dans les champs, elle jette brusquement sa fille à terre, âgée de 14 mois, qu'elle tenait dans ses bras ; l'enfant tombe sur un peu de foin et n'est point blessée Elle ne sait pourquoi elle agit ainsi ; elle en est désolée et déplore ce qu'elle a fait ; elle ne s'explique pas, dit-elle, comment elle cherche à faire du mal aux personnes qu'elle aime. Parfois, la décharge n'est pas aussi soudaine, et la malade peut réfléchir quelques instants ; mais si elle essaie, dans ces circonstances, de résister, elle pâlit, elle éprouve un très grand malaise, des palpitations, un serrement à l'estomac ; une fois le coup porté, elle s'en attriste, mais néanmoins, elle se sent soulagée.

Observation XXXIII

(De Mlle Robinovitch.)

Prise dans le service de M. le docteur Magnan à l'admission de Sainte-Anne.

Dégénérescence mentale. — Hallucinations auditives à vingt ans. — Syndromes épisodiques. — Obsessions et impulsions au suicide. — Périodes de dépression mélancolique avec tendance suicide. — Délire alcoolique surajouté aux syndromes épisodiques et à l'état mélancolique. — Il veut se tuer parce qu'il a des impulsions suicides.

Henri D..., 20 ans, est entré pour la seconde fois, à l'admission de Sainte-Anne, le 17 mai 1897. Sa mère qui est morte tubercu-

Nota. — L'Observation XXXIII qui appartient au groupe des impulsions associées, doit figurer après l'Observation II.

l euse à vingt-sept ans, a fait, pendant sa maladie, plusieurs fois des tentatives de suicide (1). Le père du malade était sabotier. Il était ivrogne, présentait de nombreuses bizarreries de caractère, battait sa femme et ses enfants. Un jour, il fit, sans raison, une lieue pieds nus dans la neige. A la suite de cette promenade, il fut pris d'une pleurésie dont il mourut. Le grand-père paternel s'est pendu ; il était sobre ; un oncle paternel, qui était sobre aussi, est mort aliéné. Une tante paternelle est mélancolique ; la sœur du malade est nerveuse.

Dès l'enfance, Henri D... se montra toujours sombre ; il n'avait jamais de camarade parmi les enfants de son âge. Vers l'âge de quinze ans, il devient triste ; « je pleurais presque tout le temps », dit-il. C'est à cette époque qu'auraient commencé ses obsessions et ses impulsions suicides.

Il lui est arrivé souvent, au moment où il servait les clients (D... était coiffeur), de se donner des coups de rasoir. « Chaque fois que j'avais le rasoir dans ma main, une force irrésistible me poussait à me donner un coup avec cet instrument ; si je résistais, j'éprouvais une angoisse que je ne saurais vous expliquer ; j'avais un serrement au cœur, j'étouffais ; rien ne m'aurait contenté que l'acte de me couper avec le rasoir », dit-il. Un jour étant en train de raser, il se sentit poussé à se couper la main.

Il s'arrêta dans son travail, hésita, lutta contre cette idée obsédante, mais ne réussit pas à résister et se fit une blessure peu grave. Le client se sauva effrayé.

Au milieu des impulsions conscientes, D.... fut en proie à une autre crise, de nature délirante, quoique transitoire à cette époque ; il était alors âgé de 20 ans. Il entendit tout-à-coup une voix qui lui disait d'en finir avec la vie ; il se précipita sur les allumettes dans la chambre, dans le but de s'empoisonner ; il parvint cependant à résister. Mais sa maladie prépondérante consiste en impulsions suicides conscientes.

En septembre 1893, étant en train de raser un client, il se coupa la gorge avec le rasoir. Conduit à l'admission de Sainte-Anne, il

(1) *Annales médico psychologiques*. 1899, 10.

explique : « Quand j'ai le rasoir dans ma main, je suis comme fasciné et je me sens poussé à m'en faire des entailles ». Transféré à Vaucluse, il y fit cinq tentatives de suicide de nature impulsive. Sorti de l'asile en mars 1894, il reprit son métier de coiffeur et ne tarda pas à se couper le front en présence d'un client ; en mai 1894, il s'empare tout-à-coup des ciseaux qui se trouvaient sur la table et s'en enfonça les pointes dans la poitrine, au niveau de la région précordiale. A cette époque, D..., qui depuis faisait quelques excès de boissons, fut pris d'un accès de mélancolie avec tendance au suicide. Il voulait se tuer parce qu'il avait des impulsions suicides ; « ce n'était pas une vie naturelle », dit-il. Il essaye de se distraire, quitte Paris pour Tours, change plusieurs fois de patron, rien n'y fait ; finalement, il est bien décidé à se tuer. Il y songe pendant quinze jours, élabore les détails de sa mort ; c'est à Paris qu'il veut finir ses jours, près de la Bastille ; il veut se jeter dans la Seine, du pont d'Austerlitz. Il arrive à Paris et se rend sur le pont choisi, pendant la nuit ; mais deux sergents de ville l'empêchent de mettre son projet à exécution. Quelque temps après, il alla se placer chez un coiffeur : mais après deux mois passés sans impulsions, il se porta deux coups de rasoir à la gorge. Il fut congédié, et en juin 1896, en rasant un client chez un patron, boulevard de la Tour-Maubourg, il se porte à nouveau un cou de rasoir au cou.

En janvier 1897, fatigué d'une telle existence, il se met à nouveau à faire quelques excès de boissons, qui furent suivis d'un accès aigu de délire mélancolique. Amené à l'infirmerie du Dépôt, il est en proie à des hallucinations visuelles de nature pénible ; il voit des hommes avec des cordes pour le pendre, le lier. Il se voit au bord de précipices, de ponts, de rivières ; il marche sur le parapet d'un pont et il tombe dans le vide. Transféré à Sainte-Anne, son délire alcoolique continue. Il voit des têtes coupées qui saignent et qui sont suspendues dans l'air, devant lui ; des hommes en miniature dansent sur sa figure ; on le poursuit, on l'accuse d'avoir commis un crime, on veut l'arrêter. Il s'imagine aussi avoir perdu son frère dans l'incendie du Bazar de la Charité, qui a eu lieu le 4 mai 1897. Même pendant son délire alcoolique il dit : « Mais ce n'est pas pendant l'ivresse que j'attenterai à ma vie ; c'est dans la sobriété la plus complète ». Quelque temps après son internement, il se rend compte que ses frayeurs étaient imaginaires, mais les impulsions suicides persistent.

Observation XXXIV

(de Calmeil)

Rapportée par M. le docteur Kessel.

Un nommé J. R..., en présence de son père qu'il estimait et chérissait beaucoup, a fait feu, pendant le dîner, sur sa belle mère avec des pistolets chargés depuis longtemps déjà par son frère, sans être sûr de la façon dont ils étaient chargés, tandis qu'il avait à sa disposition des pistolets chargés par lui même dans un autre but, comme nous allons le voir.

L'attentat commis, il est allé se constituer prisonnier.

Depuis l'âge de 10 ans, il nourrissait une haine peu commune contre sa belle-mère, qui était la seconde femme de son père. Cette haine n'était ni motivée, ni justifiée par la conduite de la belle-mère vis-à-vis de l'inculpé.

Ce dernier avait un caractère franc, incapable de mensonge, doux ; il était aimable, discret, poli, assidu dans son travail. Toutefois, il avait par moments des emportements, des colères blanches, des effarements.

En dehors de cela, J. R... présente tous les aspects d'un esprit sain ; rien dans ses propos, dans ses raisonnements, dans son langage ne semble déceler un trouble de l'intelligence. Cependant plusieurs considérations plaident d'après les experts en faveur de l'irresponsabilité de l'inculpé :

En premier lieu, l'hérédité : un grand oncle de l'inculpé, par le côté maternel, atteint d'aliénation mentale, fut placé dans une maison de santé ; une tante de l'inculpé par le côté paternel s'est suicidée ; elle paraît avoir été en proie à une véritable aliénation mentale partielle, car on l'entendait dire à plusieurs reprises : « si ces idées continuent, je deviendrai folle ». Son grand oncle susnommé avait eu également des tendances au suicide ; sa tante, du côté maternel, était une hystérique.

En second lieu, l'inculpé lui-même avait des propensions vers le suicide.

Il était taciturne, sombre, hypocondriaque, il manifestait un dégoût de la vie ; depuis de longues années, il était sujet, de temps à autre, à des saignements de nez très copieux, il présentait un commencement d'hypertrophie cardiaque.

La veille du jour du crime, l'inculpé avait chargé son pistolet dans l'intention d'en finir avec la vie, et le jour suivant, brusquement, en allumant une bougie, l'idée de tuer sa belle-mère l'envahit avec une telle force, avec une telle instantanéité, qu'il a commis l'acte incriminé en présence de son père et beaucoup d'autres personnes, dans des circonstances tout à fait extraordinaires. Les experts ont conclu à l'irresponsabilité du prévenu.

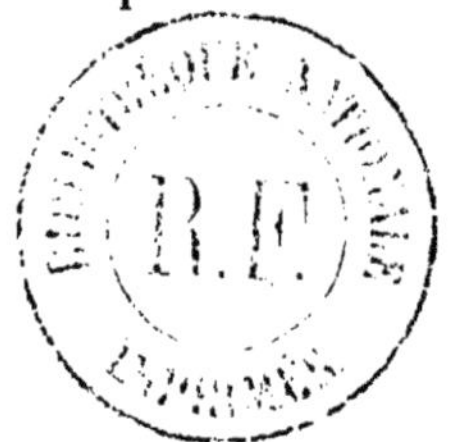

CONCLUSIONS

I. — Causes déterminantes inconnues. L'hérédité psychique ou alcoolique joue le rôle prépondérant, en créant une prédisposition.

II. — L'être psychique des dégénérés supérieurs es-caractérisé par une émotivité, une instabilité ; la dégénérescence psychique s'accompagne souvent de stigmates physiques.

III. — Les sujets dont les impulsions sont provoquées par des hallucinations, par des illusions ou résultent d'un faux jugement sont irresponsables au point de vue moral comme au point de vue pénal.

IV. — Les impulsions pures et les impulsions associées. Les impulsions pures peuvent être conscientes, avec lutte, ou automatiques.

V. — Les malades opposent à leurs impulsions une résistance plus ou moins considérable, mais l'effort utile peut être toujours obtenu.

VI. — Dans les impulsions pures conscientes l'action est toujours précédée d'une idée et la lutte est possible pendant ce premier stade, stade d'idée obsédante.

VII. — Les malades ayant des impulsions conscientes sont responsables s'ils ne font tout leur possible pour résister. Ils doivent se mettre dans les conditions favorables et éviter tout ce qui provoque et soutient leurs impulsions. Si l'impulsion est immédiatement suivie d'action, sans idée précédente, si elle est automatique en un mot, les sujets sont irresponsables.

VIII. — Si les efforts et la volonté des malades ne sont pas suffisants, ils doivent avoir recours à leur famille, au médecin.

IX.— Les moyens thérapeutiques sont : isolement, repos, hypnose, hydrothérapie, calmants, toniques et reconstituants, alimentation abondante. La musique a été préconisée dans ces derniers temps.

X. — Les résultats peuvent être les suivants : guérison complète, amélioration, disparition des impulsions, qui sont remplacées par une autre maladie mentale, le plus souvent par la lypémanie, transformation d'une impulsion dans une autre.

INDEX BIBLIOGRAPHIQUE

BELLET. — Moyens de défense et psychothérapie dans les obsessions. Thèse de Bordeaux, 1898.

BOURDIN. — De l'impulsion. Annales médico-psychologiques, 1896.

— De l'impulsion et spécialement de ses rapports avec le crime. Thèse de Paris, 1894.

DAGONNET. — Des impulsions dans la folie et de la folie impulsive. Annales médico-psychologiques, 1870.

ESQUIROL. — Traité des maladies mentales.

ERLITZKY. — Traité des maladies mentales Leçons cliniques. Saint-Pétersbourg.

FALRET. — Leçons sur les maladies mentales

KESSEL. — Les impulsions et les obsessions. Thèse de Montpellier, 1895.

LE GROIGNEC. — Des impulsions et en particulier des obsessions impulsives. Thèse de Bordeaux, 1898.

MAGNAN. — Recherches sur les centres nerveux.

MAGNAN et LEGRAIN. — Les dégénérés.

RITTI. — Folie avec conscience. Dictionnaire encyclopédique.

ROBINOVITCH. — Communication des observations. Annales médico-psychologiques, 1899, n° 10.

SERBSKY. — Psychopathologie médico-légale. Leçons cliniques. Moscou

THIERRY. — De la responsabilité atténuée. Thèse de Paris, 1891.

Annales médico-psychologiques, 1856, 1896, 1899.

Archives de Neurologie, 1899.

Revue de Neurologie, 1897.

Encéphale, 1882, 1884, 1885.

VRATCH. — 1897.

TABLE DES MATIÈRES

		Pages
I.	Introduction	VII
II.	Historique	11
III.	Etiologie	16
IV.	Généralités	18
V.	Résistance et responsabilité	24
VI.	Traitement	31
VII.	Conclusions	83

www.ingramcontent.com/pod-product-compliance
Ingram Content Group UK Ltd.
Pitfield, Milton Keynes, MK11 3LW, UK
UKHW020935180726
13838UKWH00002B/966

9 782329 383491